Lynda AOUDIA

Imagiologia de doenças inflamatórias da mama

Lynda AOUDIA

Imagiologia de doenças inflamatórias da mama

ScienciaScripts

Imprint

Any brand names and product names mentioned in this book are subject to trademark, brand or patent protection and are trademarks or registered trademarks of their respective holders. The use of brand names, product names, common names, trade names, product descriptions etc. even without a particular marking in this work is in no way to be construed to mean that such names may be regarded as unrestricted in respect of trademark and brand protection legislation and could thus be used by anyone.

Cover image: www.ingimage.com

This book is a translation from the original published under ISBN 978-620-6-71296-1.

Publisher:
Sciencia Scripts
is a trademark of
Dodo Books Indian Ocean Ltd. and OmniScriptum S.R.L publishing group

120 High Road, East Finchley, London, N2 9ED, United Kingdom
Str. Armeneasca 28/1, office 1, Chisinau MD-2012, Republic of Moldova, Europe
Printed at: see last page
ISBN: 978-620-7-68603-2

PREÂMBULO

A patologia inflamatória representa cerca de 5% das consultas no cancro da mama. As etiologias são muito diversas, correspondendo em mais de 50% dos casos a uma origem infecciosa, mais frequentemente sob a forma de mastite simples, rapidamente resolvida com tratamento médico. No caso dos abcessos, a ecografia é o exame de primeira linha, permitindo o diagnóstico e a intervenção terapêutica, enquanto a mamografia apresenta frequentemente sinais inespecíficos e a ressonância magnética só é realizada nos casos em que o diagnóstico é duvidoso. Em cerca de 5% dos casos, trata-se de cancros inflamatórios. Estes cancros têm um mau prognóstico e requerem um tratamento multidisciplinar rápido. Clinicamente, manifestam-se por sinais inflamatórios, com edema, que se desenvolvem rapidamente e estão frequentemente associados à palpação de uma massa mamária ou de um gânglio linfático axilar. A mamografia revela anomalias suspeitas. A ecografia é utilizada para detetar melhor as massas e para orientar a colheita de amostras para biópsia percutânea. A RM é utilizada para estabelecer a melhor avaliação da extensão e o seguimento pós-tratamento. O objetivo deste livro é apresentar uma revisão iconográfica das várias lesões inflamatórias da mama com correlações radio-histológicas e sugerir um curso de ação.

Professora Lynda AOUDIA

ÍNDICE DE CONTEÚDOS

INTRODUÇÃO

A patologia inflamatória representa cerca de 5% das consultas no cancro da mama. As etiologias são muito diversas, correspondendo em mais de 50% dos casos a uma origem infecciosa, na maioria das vezes sob a forma de mastite simples, rapidamente resolvida com tratamento médico. No caso dos abcessos, a ecografia é o exame de primeira linha, permitindo o diagnóstico e os procedimentos terapêuticos de intervenção.   A mamografia apresenta sinais geralmente inespecíficos e a ressonância magnética (RM) só é realizada em casos equívocos. Em cerca de 5% dos casos, trata-se de cancros inflamatórios. Estes cancros têm um mau prognóstico e requerem um tratamento multidisciplinar rápido. Clinicamente, manifestam-se por sinais inflamatórios, com edema, de início rápido, frequentemente associados à palpação de uma massa mamária ou linfonodal axilar. A mamografia revela frequentemente anomalias suspeitas. A ecografia pode ajudar a detetar massas no parênquima mais denso e, assim, orientar a colheita de amostras para biopsia percutânea. A tomografia computorizada (TC) e, sobretudo, a ressonância magnética (RM) permitem a melhor avaliação possível da extensão e do seguimento do tratamento. Noutros casos, o contexto clínico e as características radiológicas podem ajudar a orientar o diagnóstico, que é frequentemente efectuado através de uma amostragem percutânea.

LEMBRETE ANATÓMICO

1. ANATOMIA DO PEITO

O peito é um órgão globular que ocupa a parte anterior-superior do tórax. Situa-se sobre o músculo peitoral, que o mantém no lugar [1]. É constituída principalmente por uma glândula mamária, tecido conjuntivo de suporte e tecido adiposo, todos cobertos pela pele. A parte superior da mama é representada pelo mamilo rodeado pela aréola (fig. 1). É constituída por cerca de quinze ductos lácteos principais, cada um delimitando um lóbulo. Os ductos mamários abrem-se no mamilo ao nível dos poros mamários depois de se dilatarem ligeiramente, formando um seio lactífero. Septos fibrosos finos separam os lóbulos, estendendo-se para a derme na superfície anterior da glândula para formar os ligamentos de Cooper, que formam as cristas de Duret (fig. 1).

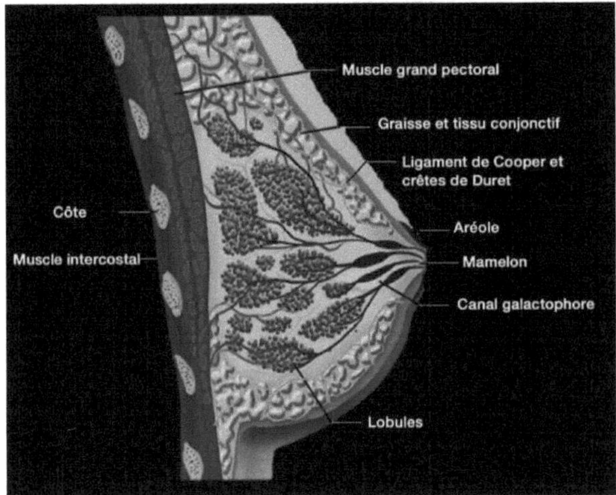

Fig. 1 Estrutura anatómica da mama.

2. ÁRVORE GALACTÓFORA

A mama é constituída por cerca de quinze ductos lácteos principais, que terminam num poro do mamilo. Estes ductos principais, após uma dilatação denominada seio lactífero, ramificam-se em ductos secundários de médio e pequeno calibre até à Unidade Terminal Ducto-Lobular (UDTL). Esta UDTL é constituída por um galactóforo terminal extra e intra-lobular e por um lóbulo constituído por cerca de dez alvéolos denominados ácinos. A UDTL está inserida num tecido conjuntivo frouxo conhecido como tecido paleal. Todo este tecido está rodeado por tecido adiposo (fig. 2).

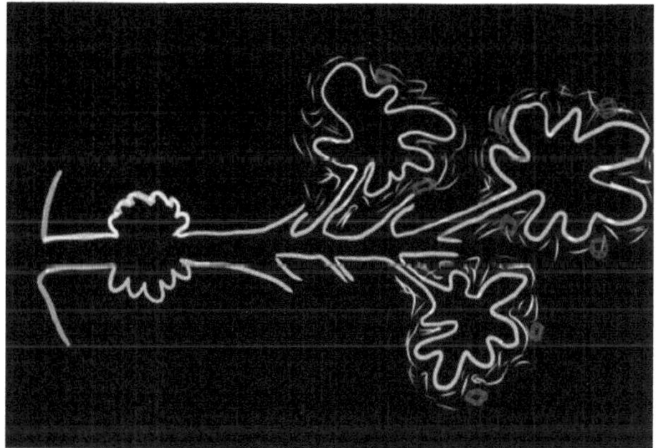

Fig. 2: Esquema da árvore galactófora.

Lembrete histológico

O conjunto da árvore galactófora é constituído por uma dupla camada de células que repousa sobre uma membrana basal em contacto direto com os vasos sanguíneos (fig. 3):

• uma camada interna constituída por células epiteliais cilíndricas responsáveis pela função secretora do leite.

• uma camada exterior constituída por células mioepiteliais responsáveis pela contração.

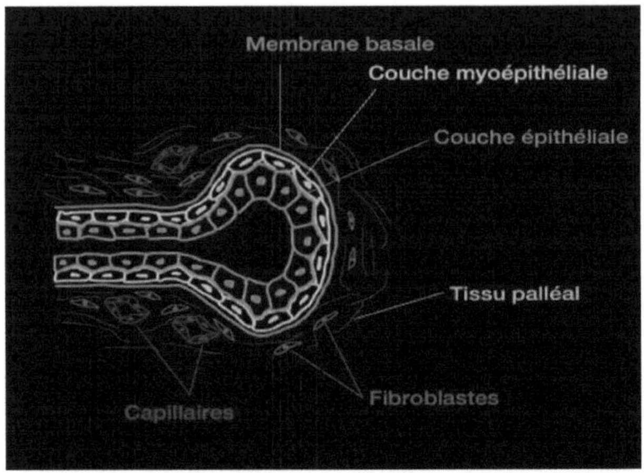

- Fig. 3: Diagrama histológico dos constituintes acinares.

TÉCNICAS DE IMAGIOLOGIA

1. MAMOGRAFIA

A mamografia é o exame radiológico de referência para o rastreio do cancro da mama, que é a principal causa de morte nas mulheres. As imagens mamográficas devem ser optimizadas em termos de resolução espacial, contraste e ruído. Devem ser tidos em conta vários critérios técnicos, nomeadamente, o contraste deve ser elevadó para visualizar corretamente as microcalcificações. O espetro de radiação deve ser amplo para se adaptar às diferentes densidades dos seios e à dose mínima de radiação, especialmente em pacientes jovens.

1.1. Impacto

O posicionamento da mama é uma etapa fundamental da mamografia e a técnica deve ser irrepreensível. O objetivo é radiografar toda a glândula mamária, incluindo os planos profundos. O posicionamento é a chave para a obtenção de imagens de óptima qualidade, indispensáveis à interpretação e que respondem a um certo número de critérios de qualidade [2].

1.1.1. Impactos fundamentais

1.1.1.1. Incidência cranio-caudal ou frontal

O feixe de raios X aproxima-se da mama no sentido craniocaudal (fig. 4).

A dificuldade com a vista frontal é que os planos mamários profundos não podem ser vistos, pelo que é importante envolver o máximo possível de tecido mamário posterior.

Os critérios para uma incidência bem sucedida são (fig. 5):

- O peito está no centro da imagem.

- A glândula está bem distribuída.

- O mamilo está no seu zénite [3].

- Sem vincos ou sobreposições.

O músculo peitoral é visível em quase 30% dos casos, e a sua presença na imagem permite um ganho de profundidade ótimo [2].

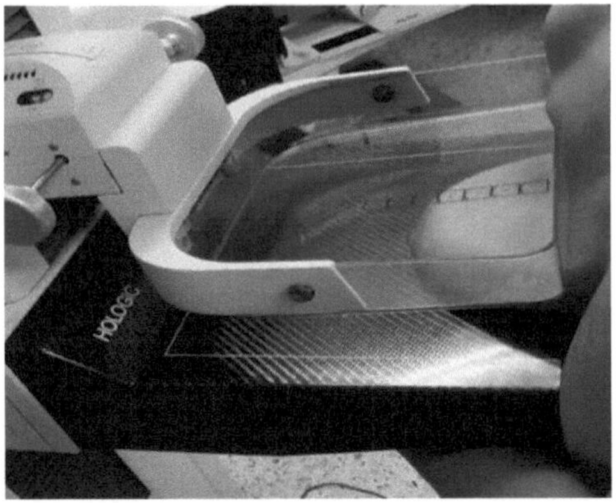

Fig. 4. vista frontal.

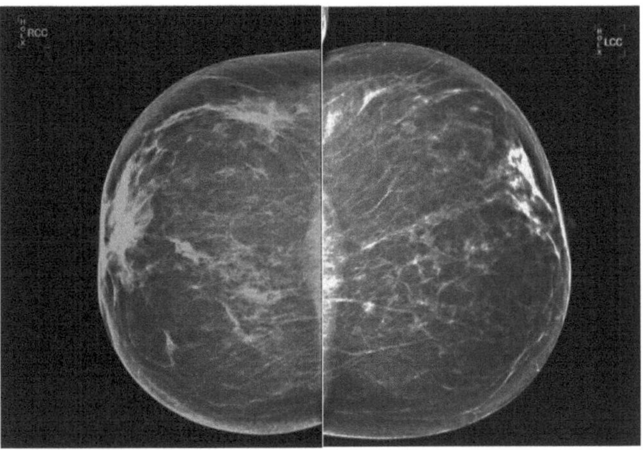

Fig. 5 Critérios de qualidade para a vista frontal. Imagens mamográficas.
(a) Lado direito. (b) Lado esquerdo. Músculo peitoral (1), mamilo no zénite (2).

1.1.1.2. Incidência oblíqua externa de 45°°

Este ângulo permite o estudo da mama no seu eixo longo e a análise de uma quantidade máxima de tecido mamário [4]. O suporte é inclinado rigorosamente a 45°, para garantir a reprodutibilidade (fig. 6). A dificuldade desta abordagem consiste em comprimir uniformemente o músculo peitoral, a mama e a prega submamária.

Os critérios para uma incidência bem sucedida são (fig. 7)

- O músculo peitoral é visível até meio da imagem [5].

- O mamilo encontra-se no seu zénite, em frente à ponta do músculo peitoral [4].

- Presença da prega cutânea da parede abdominal [3].

- O eixo longo do peito tende para a horizontal.

- Presença da prega submamária "aberta", perfeitamente livre da parede abdominal [6].

- Sem vincos ou sobreposições.

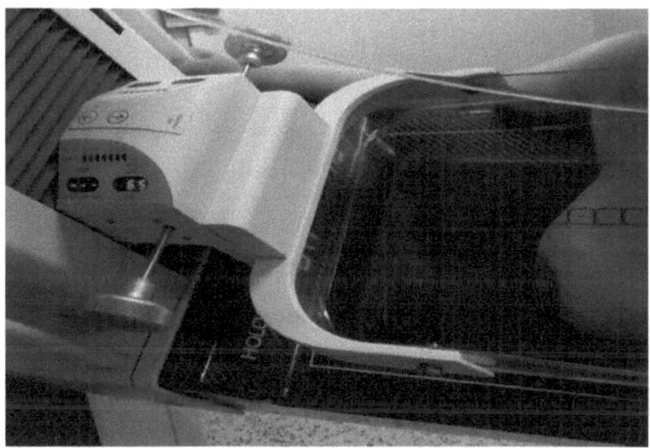

Fig. 6: Incidência oblíqua externa.

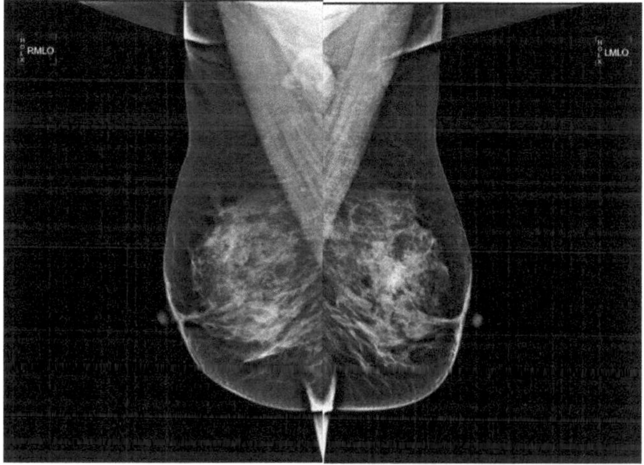

Fig. 7 Critérios de qualidade para a incidência oblíqua externa. Imagens mamográficas (a) Oblíqua direita (b) Oblíqua esquerda. Músculo peitoral (1), prega cutânea da parede abdominal (2), prega sub mamária aberta (3), mamilo no zénite (4).

1.1.2. Impactos adicionais

São sempre efectuadas para além dos impactos fundamentais.

1.1.2.1. Incidência do perfil

É útil para determinar a localização exacta de uma lesão. Também pode ser utilizado para mostrar se as microcalcificações estão localizadas numa posição horizontal.

1.1.2.2. Imagem localizada centrada

Pode ser utilizado para analisar os contornos de um nódulo ou de uma imagem estelar, ou para eliminar uma imagem construída (fig. 8).

1.1.2.3. Imagem centrada ampliada

As microcalcificações visíveis nas imagens padrão podem ser ampliadas para uma análise pormenorizada (número, aspeto, organização, etc.) (fig. 9).

1.1.2.4. Outros impactos

Extensão axilar, incidência Cleópatra, incidência frontal escalonada, vista tangencial, manobra de Eklund [7-10].

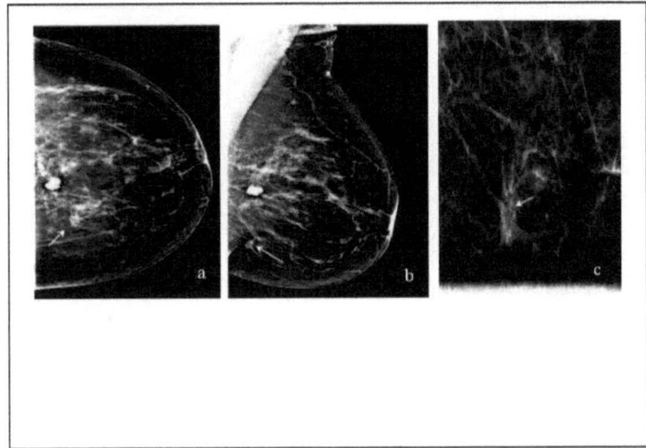

Fig. 8: Vista localizada centrada. (a) Vista frontal. Massa com contornos indistintos (seta). (b) Vista oblíqua externa. Massa na prega sub-mamária com contornos mal definidos (seta). (c). Vista centrada localizada na massa. Massa espiculada, BIRADS 5 (seta).

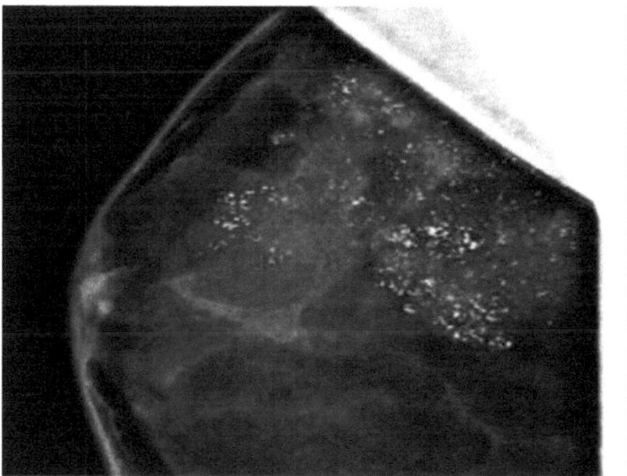

Fig. 9. Vista centrada ampliada. Ampliação de um foco de micro-calcificações.

2. ULTRASOUND

A ecografia é uma técnica de imagiologia acessível, não irradiante e pouco dispendiosa. Pode ser indicada como um complemento à mamografia, para melhorar a deteção de lesões, particularmente em mamas densas, e para caraterizar lesões, em particular para diferenciar entre lesões sólidas e quísticas, e para recolher amostras [11].

A ecografia mamária é realizada com uma sonda de alta frequência, normalmente entre 9 e 15 MHz, que proporciona um bom contraste e resolução espacial [12]. Existem vários modos de ultrassom.

2.1. Modo B

Esta é a primeira técnica utilizada na realização da ecografia mamária. As ondas de ultra-sons são emitidas e recolhidas pela sonda, com a mesma frequência, numa única direção. Estas são combinadas para criar uma imagem 2D da mama numa escala de cinzentos [13]. Esta técnica permite diferenciar as estruturas com base nas propriedades acústicas e mecânicas do tecido. Este modo B tem vários pontos fracos, incluindo uma resolução óptima inconsistente e artefactos que podem degradar a qualidade da imagem [14] (fig. 10).

2.2. Modo harmónico

Ela está ligada ao comportamento não linear do tecido mamário em relação ao ultrassom. À medida que a onda de ultra-sons se propaga através do tecido mamário, sofre uma distorção progressiva da forma do impulso de ultra-sons, criando frequências harmónicas que são múltiplos da frequência de emissão [15-17]. Uma vez filtrado o sinal inicial, o sinal harmónico é utilizado para reconstruir a imagem. Esta técnica melhora o contraste das imagens de ultrassom, particularmente para cistos com "conteúdo espesso" ou cistos complicados, que mostram ecos internos no modo B, enquanto que no modo harmônico eles aparecem anecóicos [18] (fig. 10).

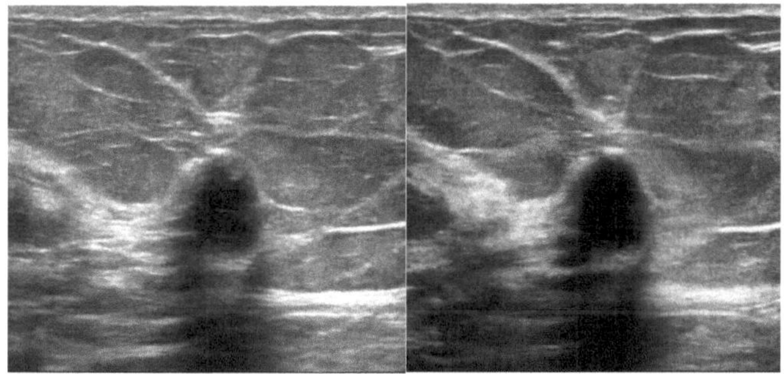

Fig. 10. Modo harmónico (a) Ecografia em modo B. Massa hipoecogénica, (b) Ecografia em modo harmónico. Massa cística anecogénica com parede espessada. Histologia. Histologia: cisto remodelado.

2.3. Modo composto (Compound)

Existem dois tipos de composição, a composição de frequência (várias frequências diferentes de emissão de ultra-sons são utilizadas para reconstruir a imagem final) e a composição espacial (vários ângulos de emissão de ultra-sons são utilizados e combinados numa única imagem composta). Esta técnica permite limitar os artefactos, melhorar a análise dos contornos das lesões, definir melhor a ecoestrutura interna das massas e detetar pequenas lesões [19] (fig. 11). Permite também uma melhor deteção de calcificações intra-lesionais [20]. Por outro lado, as alterações ultra-sonográficas posteriores são atenuadas [21].

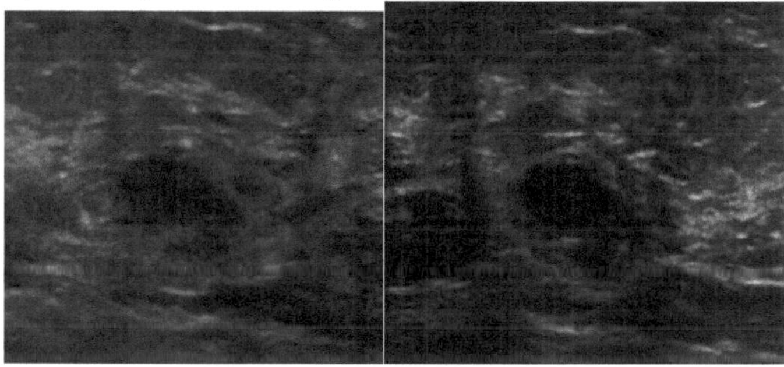

Fig. 11. Modo composto. (a) Ultrassom em modo B. Massa hipoecóica, em (b) Ultrassom em modo composto. Massa circunscrita hipoecóica. Histologia: Adenofibroma.

2.4. Modo Doppler

É utilizado para detetar a angiogénese tumoral. As lesões malignas são geralmente mais vascularizadas do que as lesões benignas, com um aspeto anormal e irregular dos vasos. A deteção e a análise do espetro destes vasos requerem uma sonda de pelo menos 10 MHz e uma técnica rigorosa de ultra-sons (ajuste da distância focal, redução do ganho global, adaptação do tamanho da caixa doppler, filtragem ao mínimo 10 para analisar as baixas frequências, ausência de pressão sobre a mama para evitar a obliteração dos pequenos vasos) [22,23]. O Doppler de energia tem uma melhor sensibilidade a fluxos lentos, mas é mais sensível a artefactos [24]. O Doppler pode ser utilizado para analisar lesões hipoecogénicas que colocam um problema "cístico ou sólido". A presença de vascularização numa lesão ecogénica indica que a lesão é um tecido. Por outro lado, a ausência de vascularização não exclui a presença de uma porção de tecido [13] (fig. 12).

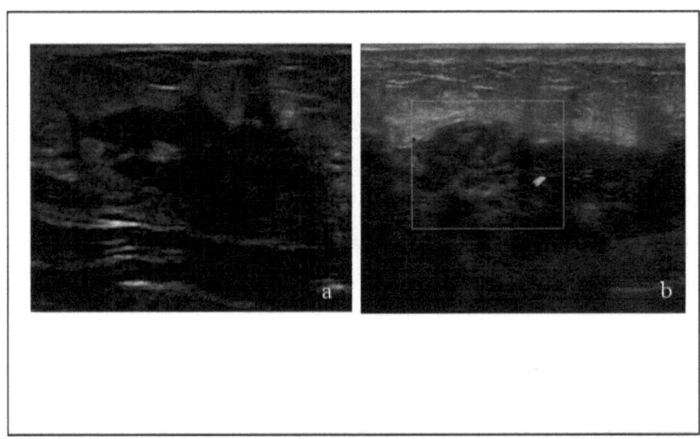

Fig. 12: Modo Doppler (a) Ecografia em modo B: massa hipoecogénica heterogénea, com contornos indistintos, (b) Ecografia em modo Doppler. Vascularização intralesional.

2.5. Elastografia

A elastografia é uma técnica não invasiva utilizada em conjunto com a ultrassonografia para avaliar qualitativa, semi-quantitativa ou quantitativamente a deformabilidade de lesões submetidas a tensão [25, 26]. A imagem obtida é depois traduzida num elastograma. Esta técnica foi desenvolvida com o objetivo de melhorar a especificidade da ecografia mamária em modo B, acrescentando aos critérios de ecoestrutura e de morfologia da lesão, as informações complementares de compressibilidade e de "dureza" da lesão (fig. 13). A elastografia mamária utiliza dois modos distintos: a elastografia à mão livre e a elastografia por ondas de cisalhamento.

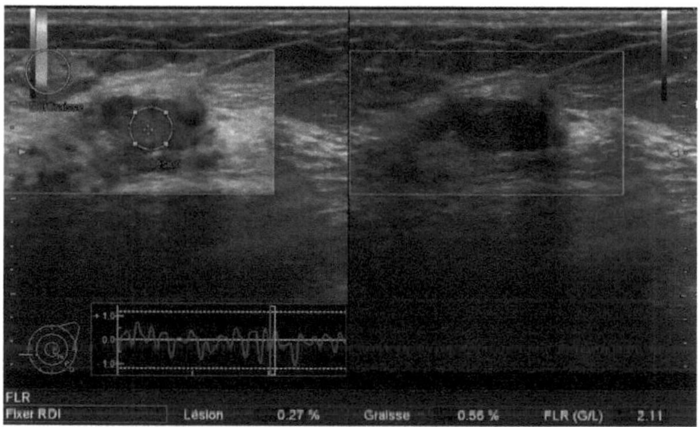

Fig. 13. Elastografia. Elastografia. Cálculo do rácio de elasticidade em desvio-padrão.

3. RESSONÂNCIA MAGNÉTICA DOS SEIOS

3.1. Equipamento

3.1.1. Campo magnético

A intensidade do campo magnético afecta o tempo de aquisição e a qualidade da imagem. Quanto maior for a intensidade do campo magnético, melhor será a resolução da imagem e mais curtas serão as sequências. A maioria das equipas trabalha com campos magnéticos de 1,5 tesla (T).

3.1.2. Antenas

A RM da mama deve ser efectuada utilizando antenas dedicadas à mama que seguem a forma da mama (fig. 14). A utilização de imagens paralelas melhora o desempenho destas antenas, aumentando a área coberta, a uniformidade do sinal e a resolução temporal e espacial [27]. As mamas devem ser bem posicionadas na antena, com o mamilo no zénite, integrando toda a mama na antena e evitando dobras (fig. 15).

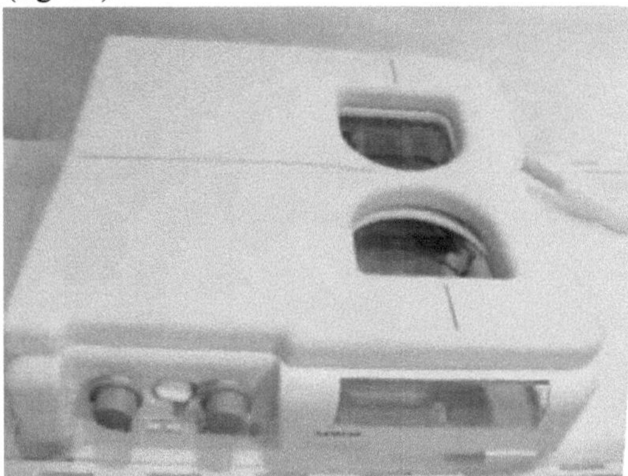

Fig. 14. Peito da antena.

O peito não deve ser demasiado comprimido. A compressão serve para apoiar as mamas e impedir o seu movimento na antena. Uma compressão excessiva da mama pode reduzir falsamente o tamanho das lesões e alterar assim a classificação TNM [28]. A compressão pode também reduzir a amplitude do realce e modificar a curva de realce (fig. 16).

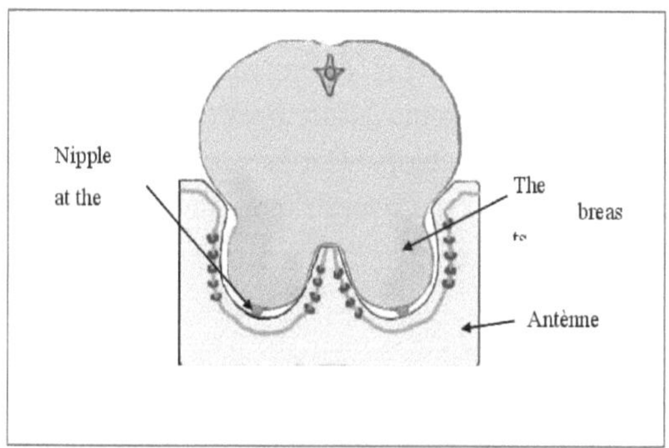

Fig. 15. Posição dos seios na parte anterior.

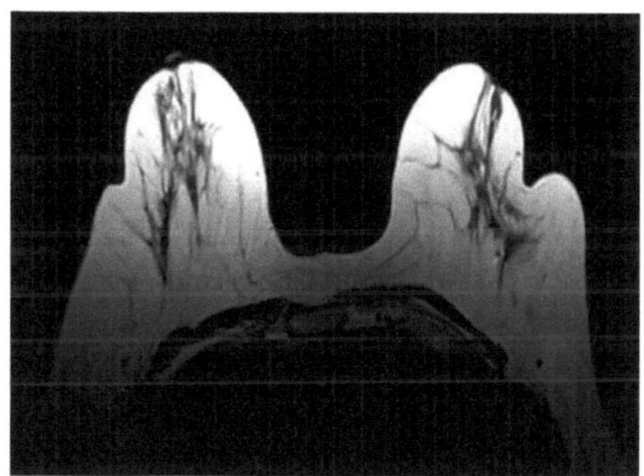

Fig. 16. Defeito de compressão. Sequência ponderada em T2.

3.2. Hora do exame

O momento do exame é essencial para uma melhor interpretação da RM mamária. Deve evitar-se a segunda parte do ciclo, altura em que o realce glandular fisiológico é mais acentuado. É mínimo na segunda semana do ciclo menstrual em doentes com atividade genital. Fora deste período, pode haver contraste difuso inespecífico, mas também contraste focal, o que pode levar a erros de interpretação (fig. 17). O realce glandular é aumentado pela terapêutica de substituição hormonal em mulheres pós-menopáusicas, sendo que até 50% das mulheres apresentam realces inespecíficos. Para a RM pós-operatória, deve ser observado um atraso mínimo de um mês para limitar o realce secundário a fenómenos inflamatórios; o momento ideal para a realização da RM mamária é de pelo menos seis meses após o fim do tratamento [29- 31].As microbiópsias percutâneas não afectam geralmente a interpretação da RM com contraste. No entanto, a topografia, a data das biopsias e os resultados, se disponíveis, devem ser sempre mencionados. A contraceção oral também não tem impacto na utilização da RM mamária.

3.3. Acomodação do paciente

Coloca-se um acesso venoso com um tubo longo. De seguida, a doente é colocada em posição de procúbito, com os braços sobre a cabeça, o mais confortavelmente possível, para assegurar a imobilidade necessária ao exame. Os seios colocados na antena devem estar bem apoiados; se necessário, pode ser utilizada uma almofada de espuma para evitar que os seios pequenos se desloquem na antena.

3.4. Injeção de meio de contraste

A RM da mama realça a neoangiogénese intratumoral através da injeção de um agente de contraste, permitindo a deteção de lesões [32]. O agente de contraste utilizado é o quelato de gadolínio. A dose injetada é de 0,1 mmol/kg de peso corporal. A velocidade de injeção deve ser de 2 a 3 ml por segundo. A injeção do produto de contraste é seguida de uma injeção de 20 ml de soro fisiológico à mesma velocidade para evitar a estagnação do produto de contraste na tubagem.

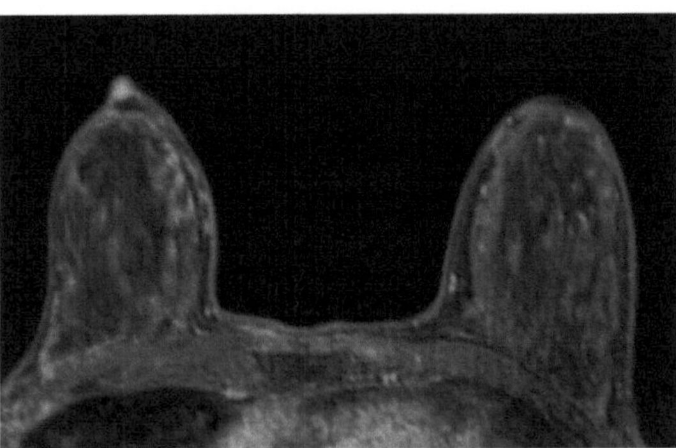

Fig. 17. Realce glandular. Sequência subtraída injectada

3.5. Protocolos de ressonância magnética da mama

3.5.1. Plano de aquisição

Os campos de visão devem ser suficientemente amplos para analisar ambas as mamas, ambas as placas mamilo-areolares (PNAs), as cavidades axilares e a parede torácica [32, 33]. A aquisição no plano axial é a mais frequentemente utilizada. Este plano de aquisição permite a realização de sequências dinâmicas das mamas em 1 minuto. As vantagens do plano axial são que a totalidade das duas mamas pode ser analisada comparativamente, o que facilita a deteção de contraste anormal, e também permite a análise do MAP, das fossas axilares e da parede torácica [33]. Os artefactos cardiorrespiratórios degradam a qualidade das aquisições. A codificação de fase da direita para a esquerda em vez de anteroposterior reduz esses artefatos. A aquisição no plano sagital torna possível reduzir o campo de visão. Isto melhora a resolução da imagem e a qualidade das técnicas de supressão de gordura [32]. Finalmente, a aquisição sagital permite também uma melhor análise do realce glandular fisiológico, o que facilita o estudo anatómico. No entanto, o estudo de ambas as mamas com os sulcos axilares requer um grande número de cortes, o que prolonga o tempo de exame [33].A aquisição coronal reduz os artefactos cardíacos. No entanto, este plano é frequentemente degradado por artefactos respiratórios e de fluxo. Este plano de aquisição também requer um grande número de cortes para poder analisar toda a mama, desde a parede torácica até ao PAM [33].

3.5.2. Espessura de corte

A espessura do corte deve ser fina, inferior ou igual a 3 mm, com um tamanho de pixel e de voxel inferior a 1 mm. Isto permitir-nos-á efetuar reconstruções multiplanares.

3.5.3. Sequências de RMN da mama

3.5.3.1. Sequências morfológicas

No passado, as sequências ponderadas em T2 e T1 sem injeção na RM mamária não eram consideradas muito úteis devido ao seu fraco valor diagnóstico. Desde então, muitos autores têm demonstrado o valor da utilização de sequências morfológicas. As sequências ponderadas em T2 podem ser utilizadas para detetar lesões quísticas, cuja presença indica realce benigno, quer se trate de realce anular nos quistos inflamatórios ou de realce não maciço na mastopatia fibrocística (figs. 18 e 19). As sequências ponderadas em T2 com saturação de gordura são muito úteis no caso de corrimento mamilar, permitindo criar imagens indirectas de galactografia por RM e também melhorar a deteção de pequenos cancros (fig. 20). As sequências ponderadas em T1 sem saturação de gordura são úteis para detetar a presença de um componente gordo numa lesão, o que constitui um importante fator a favor da benignidade (fig. 21). Estas sequências são também úteis para confirmar a posição correcta dos marcadores metálicos no local da biopsia [34] (fig. 22).

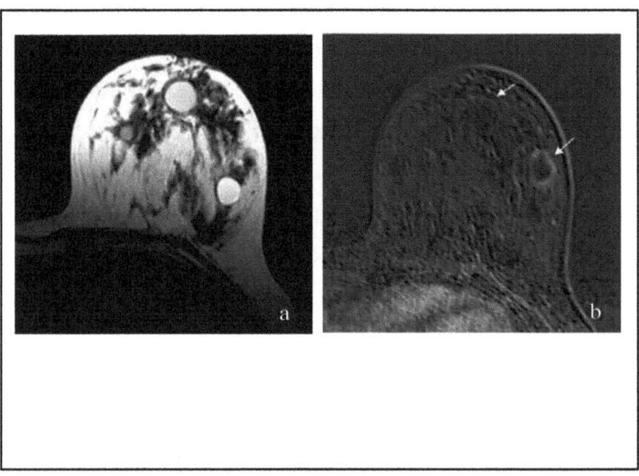

Fig. 18. Cistos inflamatórios. (a) Sequência T2, (b) subtração injetada. Lesões arredondadas com hipersinal em T2 e realce anular após injeção de meio de contraste (setas).

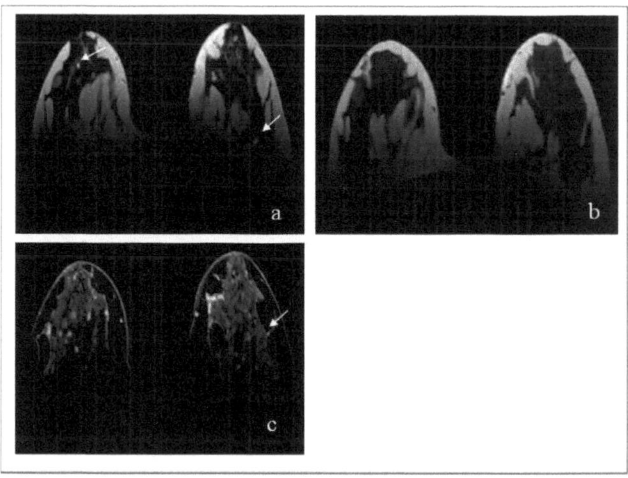

Fig. 19. Mastopatia fibrocística.
(a) Sequência T2, (b) sequência T1, (c) sequência T1 Fat Sat após injeção de
meio de contraste.   Múltiplos microcistos em T2 hipersinal, T1 hiposinal com
presença de múltiplos realces não massa

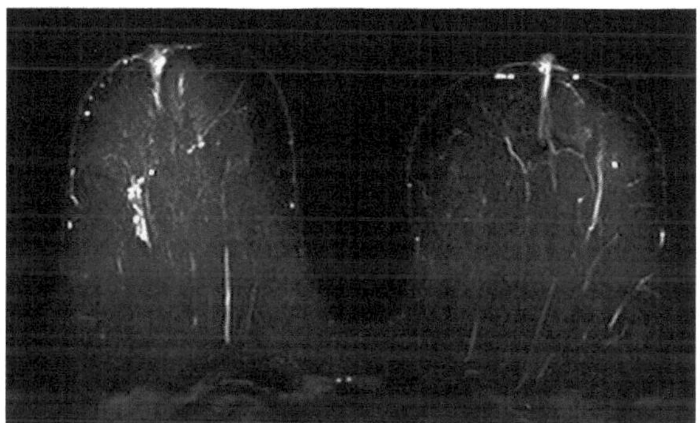

Fig. 20. Ectasia ductal. Hipersinal intracanal nas sequências T2 com supressão
de gordura (setas).

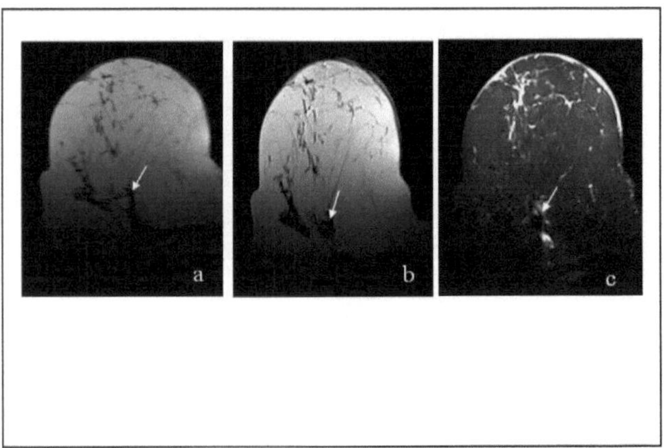

Fig. 21 Citosteatonecrose: (a) sequência T1, (b) sequência T2, (c) sequência T2 Fat Sat. Lesão em hipersinal em T1, hipersinal em T2, em hipossinal na sequência T2 com supressão de gordura (setas).

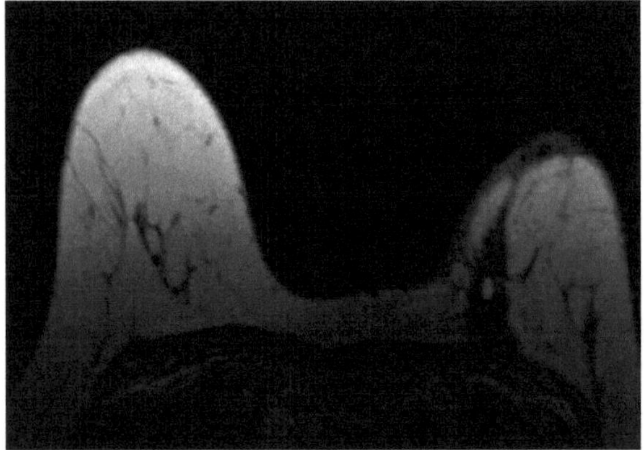

Fig. 22. Posição do marcador metálico no solo na sequência T1 (seta).

3.5.3.2. Sequências dinâmicas

A análise dinâmica permite distinguir a angiogénese anormal suspeita das diferentes cinéticas de realce. Sequências de eco de gradiente T1 após injeção de quelato de gadolínio (fig. 23). Aquisição 2D ou 3D? Em comparação com as sequências 2D, as sequências 3D fornecem cortes mais finos com uma melhor relação sinal/ruído [32]. No entanto, como a aquisição 3D é realizada sem supressão de gordura, é aconselhável utilizar sequências 2D para reduzir os artefactos de codificação de fase que se estendem nas três direcções nas sequências 3D, mascarando os contornos e dificultando a deteção destes artefactos nas sequências de subtração. A sequência 3D permite analisar a lesão em volume (medição nos 3 planos, distância da placa mamilo-areolar e do plano peitoral profundo) (fig.24).

3.5.3.3. Sequências complementares

• Difusão

O princípio da imagiologia por difusão consiste em quantificar o movimento das moléculas de água nos tecidos. Os objectivos das sequências de difusão são otimizar a deteção de pequenas lesões e melhorar a caraterização de lesões benignas e malignas. A RM de difusão pode também ser utilizada para avaliar a resposta à quimioterapia neoadjuvante. Um aumento de mais de 10% nos coeficientes ADC no final do primeiro ciclo de quimioterapia indica uma diminuição da densidade celular e é, por conseguinte, preditivo da resposta ao tratamento [35, 36].

• Espectroscopia de ressonância magnética

A espetroscopia é uma técnica de imagiologia molecular. O seu princípio consiste em detetar um pico anormal de colina nos tumores malignos (ressonância a 3,2 ppm) [37]. Bartella et al. referiram que a adição da espetroscopia ao protocolo padrão melhorou o VPP das biopsias de 35% para 82% (p<0,01) e permitiu evitar a biopsia em 57% das lesões [38]. Além disso, numerosos estudos demonstraram que esta sequência pode demonstrar uma resposta precoce (às 24 horas) à quimioterapia neoadjuvante [64].

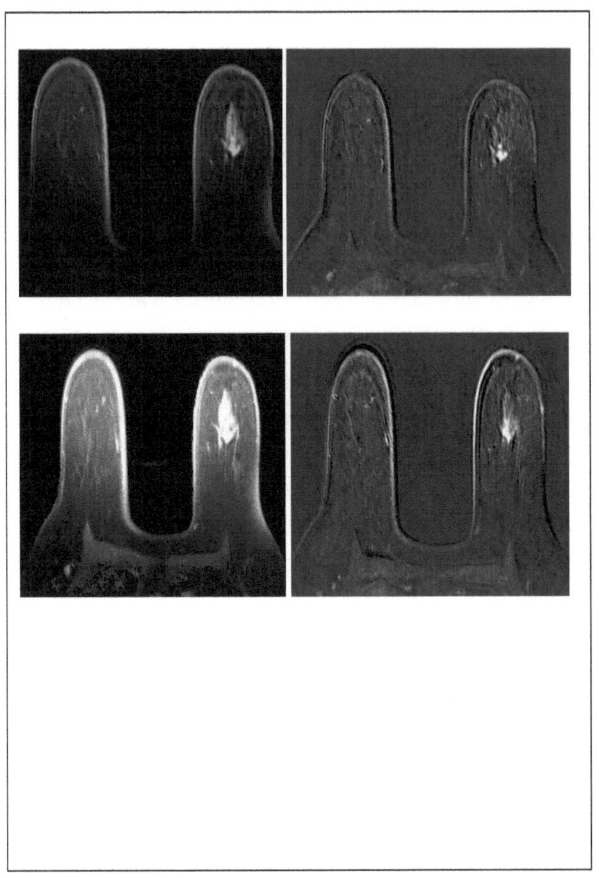

Fig. 23. Análise de realce de um tumor maligno da mama esquerda. A análise dinâmica permite distinguir o tumor do resto do parênquima fibroglandular graças à aquisição antes do segundo minuto em ponderação T1 tridimensional (3D) (a) e T1 3D injetado com subtração (b). Aos seis minutos, é difícil diferenciar o cancro do parênquima mamário nas sequências T1 3D injetado (c) e T1 3D injetado com subtração (d).

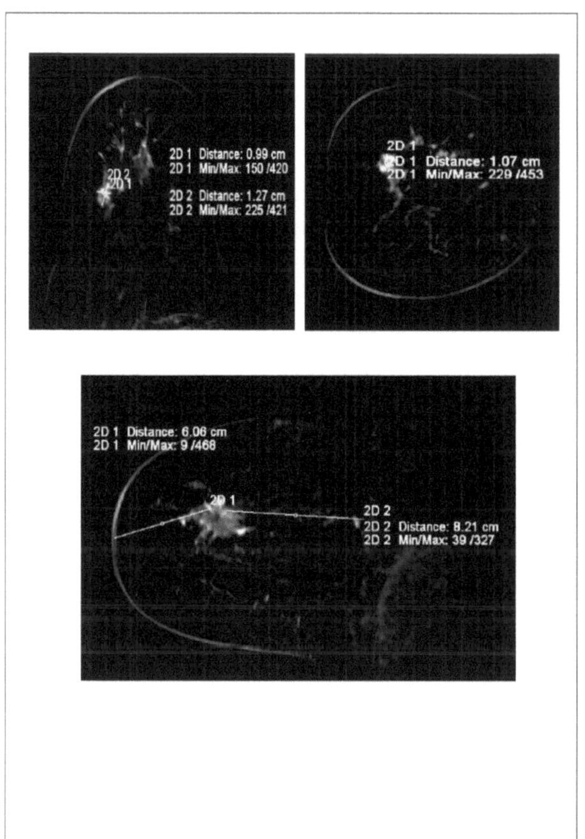

Fig. 24. Sequência ponderada em T1 3D injectada com subtração. É analisado o volume da lesão (medição nos 3 planos (a + b), a distância da lesão à placa mamilo-areolar e ao plano peitoral profundo (c).

DOENÇAS INFLAMATÓRIAS

1. QUISTO INFLAMATÓRIO

Um terço das mulheres com idades compreendidas entre os 30 e os 50 anos tem quistos mamários [40]. São muito frequentes entre os 30 e os 40 anos e podem diminuir com o início da menopausa. Estão ligados à dilatação de um lóbulo ou de um ducto, formando um quisto. São mais frequentemente descobertos durante os exames de rastreio (mamografia, ecografia ou ressonância magnética) ou apresentam-se como massas palpáveis. Ao exame clínico, não é possível distinguir entre um quisto e uma massa sólida [41, 42].

1.1. Imagiologia

A ultrassonografia é o melhor exame para fazer o diagnóstico [40]. Os quistos inflamatórios ou quistos complicados apresentam todos os aspectos dos quistos simples, mas com conteúdo finamente ecogénico. Podem conter um nível líquido ou ecos internos mais ou menos abundantes que se deslocam quando o doente muda de posição e que correspondem a detritos, ou podem conter líquido ecogénico espesso imitando uma lesão sólida [43] (figs. 25, 26, 27). Finalmente, pode tratar-se de uma cavidade de paredes espessas (fig. 28). Este quisto encontra-se frequentemente sob tensão e é doloroso aquando da passagem do cateter. A punção permite evacuar a cavidade, efetuar um diagnóstico citológico de benignidade e acelerar a cicatrização. Ao ecodoppler a cores, pode observar-se uma hipervascularização significativa em redor do quisto (fig. 26, 28). Na elastografia, o quisto apresenta frequentemente um artefacto azul-verde-vermelho, reflectindo a natureza fluida do conteúdo quístico (fig. 27). Vários estudos demonstraram que qualquer lesão que apresente um artefacto azul-verde-vermelho na elastografia é uma lesão quística [44, 45]. Os autores propuseram que a presença deste artefacto pode diferenciar uma lesão quística de uma lesão sólida [44, 45]. Na RM, o quisto inflamatório aparece como uma lesão com hipossinal em T1 e hipersinal em T2 com uma parede realçada após a injeção do meio de contraste (figs. 29 e 30).

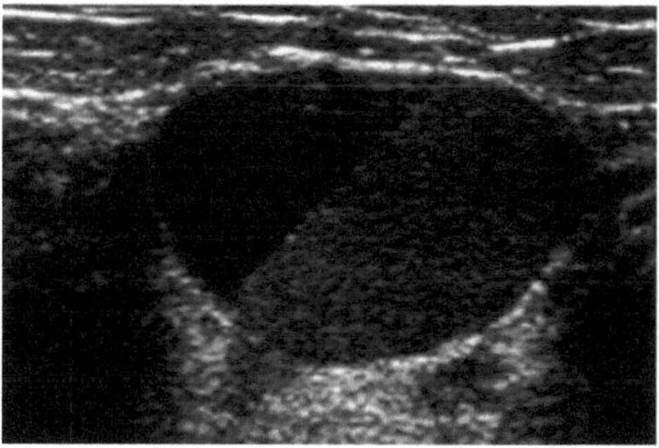

Fig. 25. Cisto inflamatório. Modo de ultrassom B. Uma massa ovoide com uma parede impercetível, mostrando um nível líquido/líquido, hipoecóico na região deprimida (seta) com realce posterior (asterisco) [46].

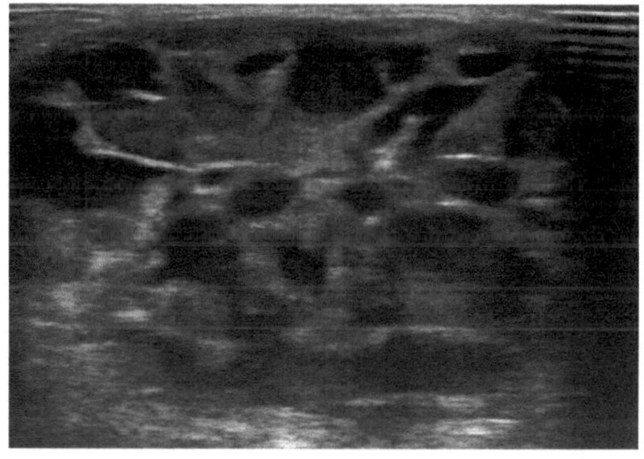

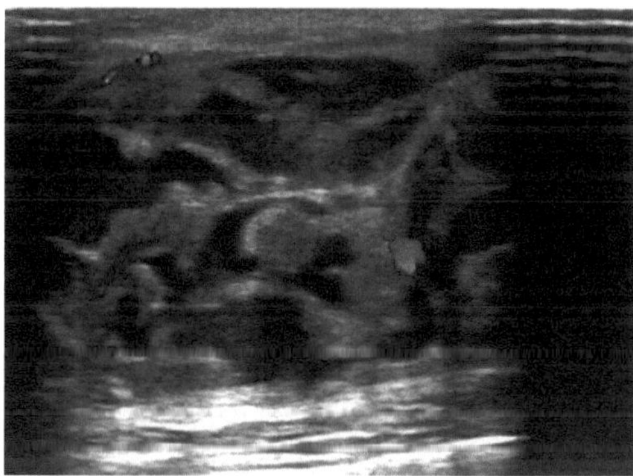

Fig. 26. Cisto inflamatório. (a) Ultrassom no modo B. Cisto com septos espessos (setas). (b) Ultrassom Doppler. Massa com vascularização periférica.

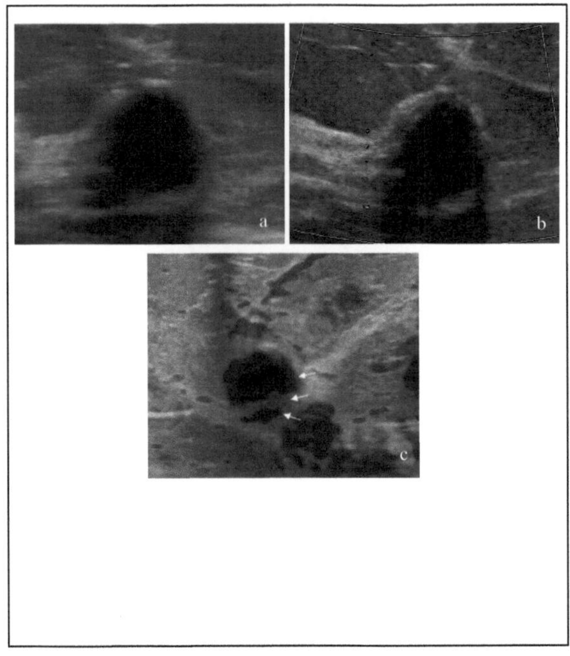

Fig. 27. Quisto inflamatório. (a) Ultrassom no modo B. Massa redonda com contornos circunscritos, eixo longo perpendicular à pele, hipoecogénica, interface abrupta, sem efeito acústico posterior, classificada BIRADS 4a. (b) Doppler a cores. Lesão não vascularizada em modo Doppler. (c) Elastografia. Artefacto azul-verde-vermelho no local da lesão.

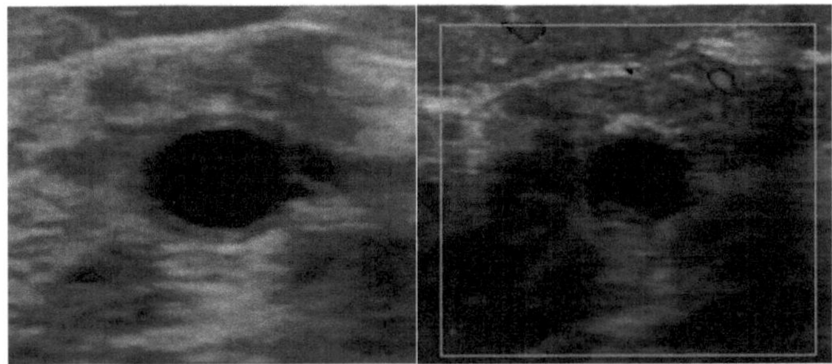

Fig. 28. Cisto inflamatório. (a) Ultrassom no modo B. Lesão cística arredondada, com contornos circunscritos, delimitados por uma parede ecogénica espessa (seta). (b) Doppler a cores. Massa não vascularizada.

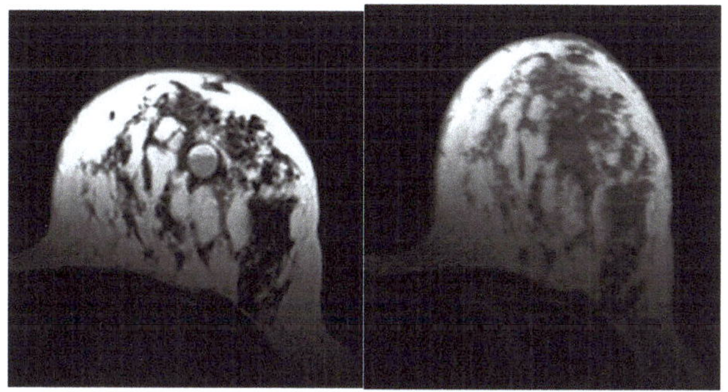

Fig. 29. Cistos inflamatórios. RM (a) sequência T2, (b) sequência T1. Lesão cística de forma oval e contornos circunscritos, apresentando nível líquido. Sinais diferentes nas sequências T2 e T1 (setas).

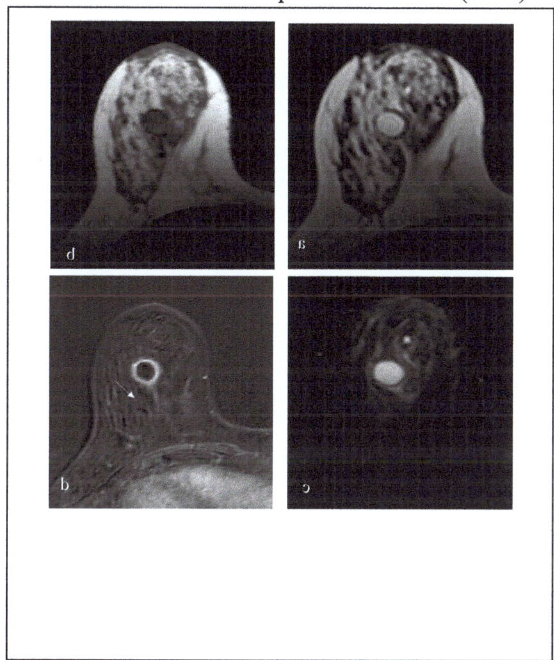

Fig. 30. Quisto inflamatório. (a) Sequência ponderada em T1. (b) Sequência ponderada em T2. (c) Sequência ponderada em T2 Fat Sat. (d) Sequência de subtração injectada. Lesão redonda com contornos circunscritos, hipersinal em T2 e T2 Fat Sat, hipossinal em T1, parede espessada, hipossinal em T1 e T2. Realce anelar após injeção de contraste (seta).

1.2. O que fazer

Se o quisto inflamatório estiver sob tensão e for doloroso, a punção pode ser utilizada para evacuar a lesão, fazer um diagnóstico citológico de benignidade e acelerar a cicatrização.

2. INFECÇÃO DE UMA GALACTOCELE

As galactoceles são a patologia benigna mais frequente secundária à amamentação. Ocorrem mais frequentemente após a interrupção da amamentação ou durante a amamentação e durante o terceiro trimestre da gravidez. São dilatações ductais císticas, cheias de leite.

2.1. Imagiologia

O seu aspeto ecográfico pode ser anecoico, com paredes finas e realce posterior, ou ecogénico e heterogéneo, com um nível líquido-gordura (fig. 31). Podem infetar, e o exame clínico mostrará fenómenos inflamatórios, com aspeto heterogéneo na ecografia, com paredes espessadas e vascularização ao Doppler. Por vezes, pode ser observado tecido necrótico sólido no interior do pus [47] (fig. 32). A elastografia mostra geralmente uma lesão mole (fig. 32).

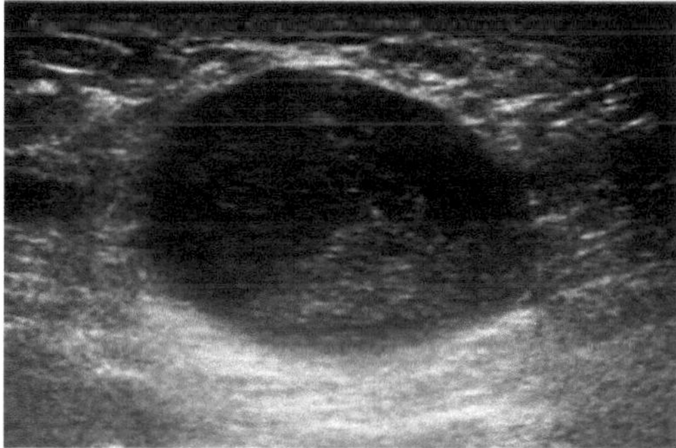

Fig. 31. Galactocele superinfectada. Ultrassonografia em modo B. Lesão cística, anecogénica, com conteúdo hipoecogénico espesso com ecos internos e um nível líquido-líquido no seu interior, com interface abrupta com realce. acústico posterior (asterisco).

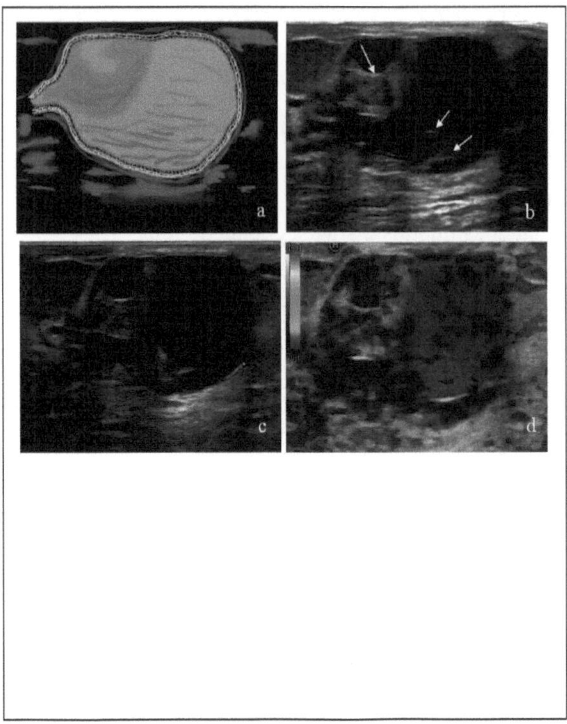

Fig. 32. Galactocele superinfectada. (a) Diagrama. Dilatação cística ductal com conteúdo líquido superinfectado e detritos no interior (asterisco). (b) Ultrassom no modo B. Lesão cística, anecóica, com conteúdo hipoecóico espesso e ecos internos que se deslocam com mudanças de posição (setas), com interface abrupta e realce acústico posterior. (c) Doppler colorido. A porção hipoecogénica não é vascularizada. (d) Elastografia. Lesão de elasticidade 2.

2.2. O que fazer

Drenagem percutânea ou cirúrgica acompanhada de terapêutica antibiótica adequada [47, 48].

3. INFLAMAÇÃO DE UM ADENOMA LACTANTE

O adenoma da lactação é uma lesão benigna que ocorre durante a gravidez ou no pós-parto. A sua verdadeira natureza é controversa. Alguns autores sugerem que corresponde a uma variante de fibroadenoma, adenoma tubular ou hiperplasia lobular com alterações associadas à gravidez. Histologicamente, é uma proliferação lobular bem circunscrita, constituída por um agregado compacto de lóbulos e hiperplasia secretora. Caracteristicamente, regride de forma espontânea. Pode sofrer alterações necróticas e inflamatórias.

3.1. Imagiologia

Na mamografia, um adenoma em lactação apresenta-se geralmente como uma massa oval, semelhante a um fibroadenoma, com o seu eixo longo paralelo à pele e contornos regulares. Na ecografia, a lesão é heterogénea (fig. 33). Em alguns casos, existem áreas de gordura no interior da lesão, sugestivas do diagnóstico, que são radiolucentes na mamografia e ecogénicas na ecografia. Estas áreas correspondem à gordura do leite secretada como resultado da hiperplasia. Em alguns casos, pode apresentar aspectos mais equívocos, particularmente nos casos de necrose [48-51].

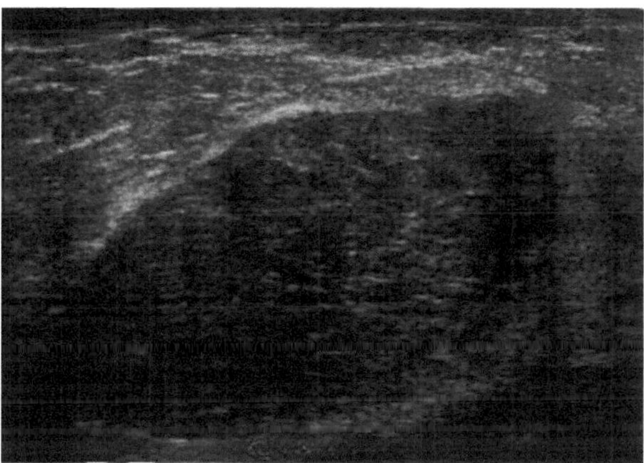

Fig. 33. Inflamação do adenoma lactante. Modo de ultrassom B. Massa hipoecóica heterogénea com contornos discretamente indistintos numa mulher grávida.

4. ABSCESS

Os abcessos mamários são colecções purulentas que se formam na mama [52]. É feita uma distinção entre abcessos lactantes ou puerperais, que ocorrem durante a amamentação, e abcessos não lactantes ou não puerperais. As causas são geralmente infecções bacterianas, tuberculose e, excecionalmente, infecções micóticas ou parasitárias [53, 54]. Clinicamente, os abcessos são mais frequentemente marcados por edema local, eritema e dor, mas podem ocorrer formas supurativas desde o início [52, 55]. A palpação revela geralmente uma massa mal definida.

4.1. Imagiologia

O diagnóstico de um abcesso é essencialmente ecográfico, demonstrando uma lesão hipoecogénica, arredondada, com contornos mais ou menos irregulares, geralmente de ecoestrutura heterogénea, com uma parede espessada [56]. Os abcessos podem fistular na pele, visíveis como estruturas tubulares anecóicas em contacto com o abcesso (fig. 34). O ultrassom também pode ser usado para puncionar ou drenar o abscesso [57, 58]. A elastografia confirma o carácter benigno da lesão, que é geralmente flexível. Na ressonância magnética, o abcesso aparece como uma massa de paredes espessas com hipossinal em T1 e hipersinal em T2, que aumenta após a injeção de meio de contraste (fig. 35).

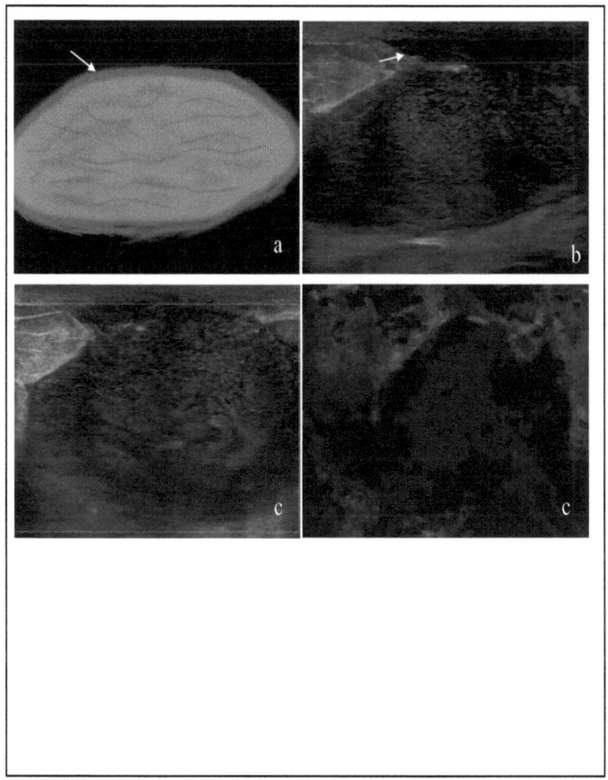

Fig. 34. Abscesso (a) Diagrama. Coleção purulenta com uma parede espessa (seta). (b) Ultrassom no modo B. Massa hipoecogénica, com contornos circunscritos e fistulizada à pele (seta), com interface abrupta e realce acústico posterior. (c) Doppler a cores. Massa não vascularizada. (d) Elastografia. Massa flexível.

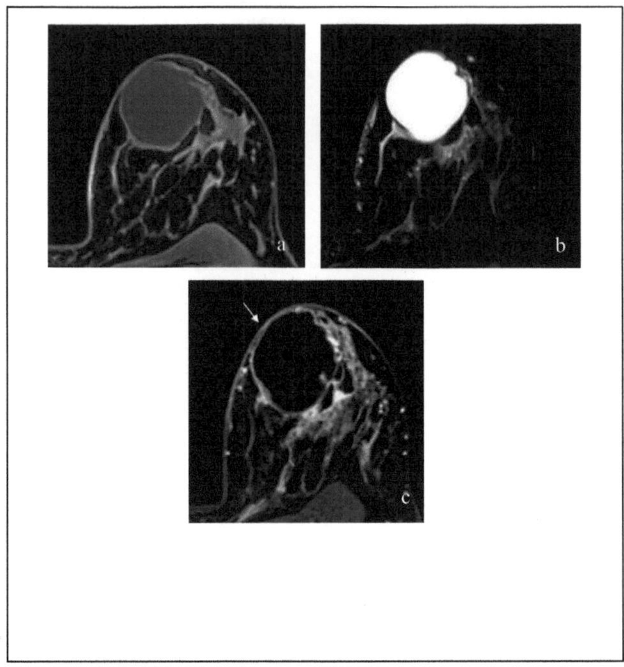

Fig. 35. Abcesso. RM: (a) sequência T1, (b) sequência T2 STIR, (c) sequência de subtração injectada. Lesão cística arredondada com hipossinal em T1, hipersinal em T2, rodeada por uma parede espessa e com realce após injeção de meio de contraste. (seta).

4.2. O que fazer

Deve ser iniciada uma ecografia de controlo sob tratamento (antibiótico e anti-inflamatório) [59]. Após o episódio, deve ser efectuado um controlo convencional completo para eliminar qualquer tratamento residual. Se a lesão persistir, devem ser recolhidas amostras para excluir um processo progressivo [42].

5. CITOSTEATONECROSE

Lesão inflamatória benigna, não infecciosa, de origem traumática, secundária a cirurgia, radioterapia ou traumatismo [40-42]. Ocorre geralmente em mulheres na pós-menopausa [40-42]. Clinicamente, apresenta-se como uma massa palpável, mal definida, por vezes aderente à pele, arredondada e superficial, mimetizando um cancro [40-42]. Histologicamente, a gordura sofre inicialmente necrose, tornando-se dura, seguida de um infiltrado inflamatório rico em macrófagos e células gigantes, e finalmente fibrose, cujo carácter retrátil lhe confere um aspeto preocupante. Por vezes, a zona central liquefaz-se, provocando uma cavitação (quisto oleoso).

5.1. Imagiologia

A mamografia mostra uma mama clara e arredondada, por vezes com uma massa estrelada que pode conter algumas calcificações amorfas. A ecografia mostra uma imagem pouco ecogénica, sem variação do feixe acústico posterior nas fases iniciais (fig. 36). À medida que a fibrose se instala, a lesão torna-se mais ecogénica, muitas vezes heterogénea com atenuação posterior, imitando uma lesão maligna [40, 42] (fig. 36). Neste caso, a elastografia revela frequentemente uma lesão mole (fig. 37). A citosteonecrose na RM manifesta-se por uma lesão com hipersinal em T1 e T2, com uma queda de sinal nas sequências T2 Fat Sat (fig. 38).

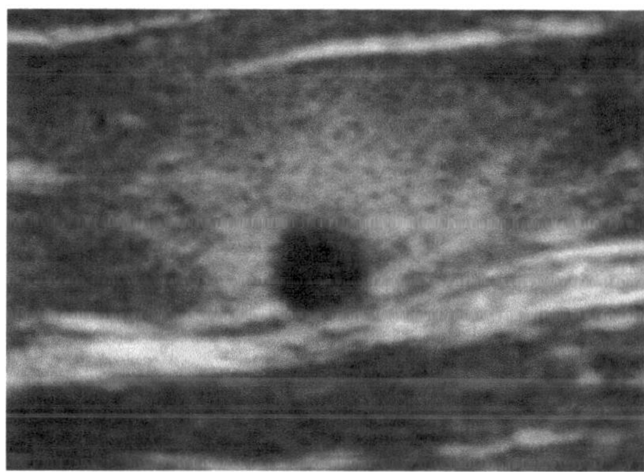

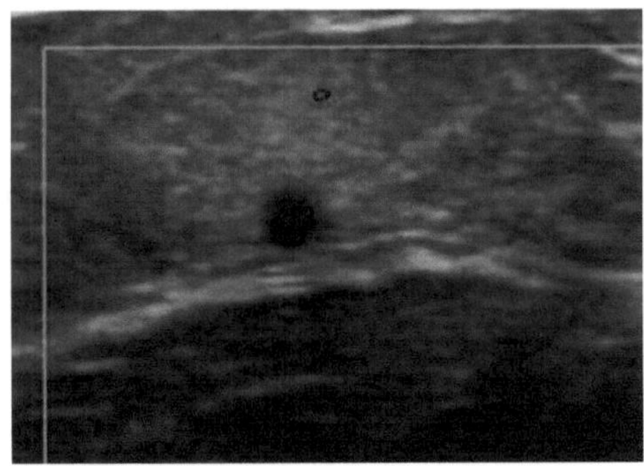

Fig. 36. Citosteatonecrose. Fase inicial (a) Modo de ultrassom B. Ultrassom. Cisto ecogénico rodeado por gordura periférica hiperecogénica (seta). (b). Doppler a cores. Massa não vascularizada.

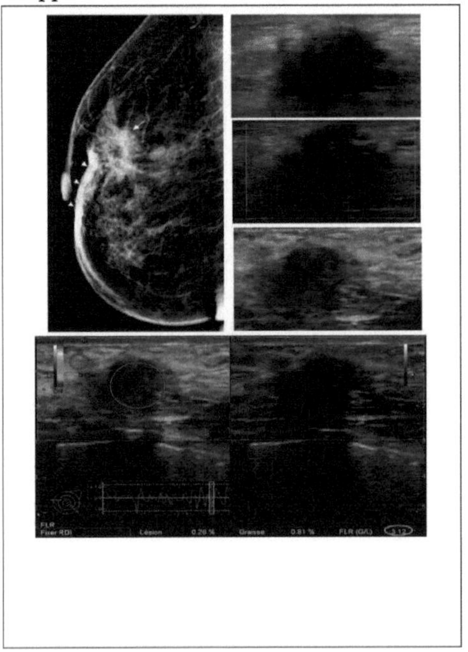

Fig. 37. Citosteatonecrose. Fase tardia (a) Mamografia. Massa hiperdensa com forma e contornos irregulares (seta) associada a espessamento e retração da pele (pontas de seta). (b) Ultrassonografia em modo B. Massa altamente hipoecogénica com contornos irregulares, atenuante, a imitar uma massa maligna. (c) Doppler a cores. Massa não vascularizada. (d+e) Elastografia. Massa de dureza intermédia, índice de elasticidade 3 e rácio de elasticidade 3,12.

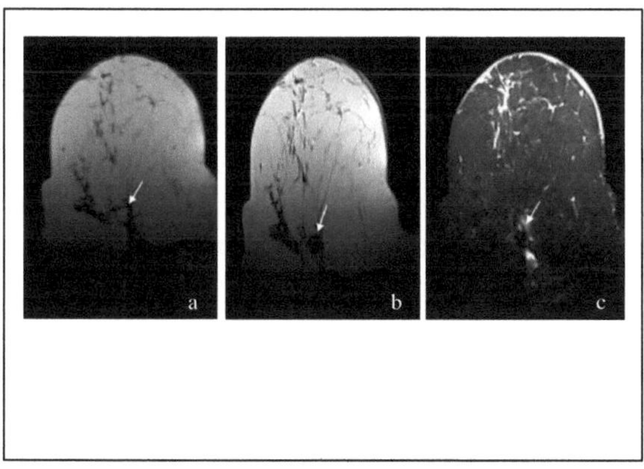

Fig. 38. Citosteatonecrose: (a) sequência T1, (b) sequência T2, (c) sequência T2 Fat Sat. Lesão em hipersinal em T1, hipersinal em T2, em hipossinal na sequência T2 com supressão de gordura (setas).

5.2. O que fazer

Na ausência de discordância radio-clínica, pode ser proposta a abstenção cirúrgica em casos de citoesteatonecrose. Não é possível fazer qualquer recomendação relativamente à monitorização de uma lesão de citoesteatonecrose.

6. MASTITE GRANULOMATOSA IDIOPÁTICA

A mastite granulomatosa idiopática é uma lesão inflamatória crónica rara, representando 1% das doenças inflamatórias da mama [60]. Ocorre mais frequentemente em mulheres jovens, durante períodos de atividade genital [61]. Pouco se sabe sobre a etiopatogénese da mastite granulomatosa idiopática. Foram avançadas várias hipóteses para explicar uma reação inflamatória secundária a factores hormonais, metabólicos, traumáticos ou mecânicos [62]. Também foi sugerido um processo autoimune [63]. A forma mais frequente de revelação é o aparecimento de uma massa clinicamente suspeita, associada a adenopatia. A sua forma inflamatória é mais rara e pode evoluir para abcessos assépticos repetidos, fistulando na pele. Histologicamente são granulomas epitelioides sem necrose caseosa, associados a um infiltrado inflamatório polimórfico constituído por plasmócitos, linfócitos e neutrófilos [64].

6.1. Imagiologia

A mamografia na fase de inflamação mostra um aumento global da densidade mamária associado a um espessamento da cobertura cutânea. Por vezes, pode ser observada uma massa homogénea e bem delimitada, por vezes com contornos espiculados ou desorganização das trabéculas. Os achados mamográficos na mastite granulomatosa são inespecíficos. Na maioria das vezes, trata-se de uma assimetria de densidade mal definida, sem microcalcificações ou distorção arquitetural (fig. 39). A interpretação é mais difícil em mulheres jovens, cujos seios são densos, especialmente se a doença for bilateral. Na ecografia em modo B, a mastite granulomatosa aparece normalmente como uma massa hipoecóica heterogénea (figs. 39, 40). Podem ser observados abcessos multifocais e adenopatias. Os achados imagiológicos são frequentemente suspeitos de malignidade [65] (fig. 40). A RMN pode ter um interesse secundário na eliminação de um processo tumoral subjacente, que pode ser um carcinoma lobular infiltrativo. No entanto, o exame pode ser dificultado se existir uma inflamação residual persistente. Neste caso, as biopsias radiais podem ser úteis.

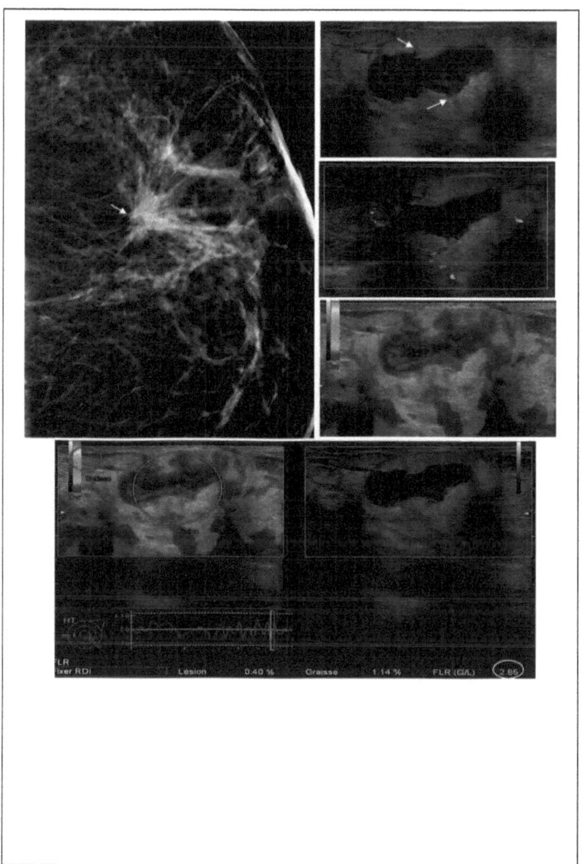

Fig. 39. Mastite granulomatosa idiopática (a) Mamografia. Massa hiperdensa, de forma irregular, com contornos espiculados (seta). (b) Ultrassonografia em modo B. Massa hipoecogénica, com contornos angulosos (setas) e grande halo periférico hiperecogénico (asterisco), classificada como BIRADS 5. (c) Doppler a cores. Massa com vascularização periférica, ao nível da auréola hiperecogénica. (d+e) Elastografia. Massa com artefacto azul-verde-vermelho, sugestivo de conteúdo líquido, rodeada por uma auréola de dureza intermédia. O rácio de elasticidade é estimado em 2,85.

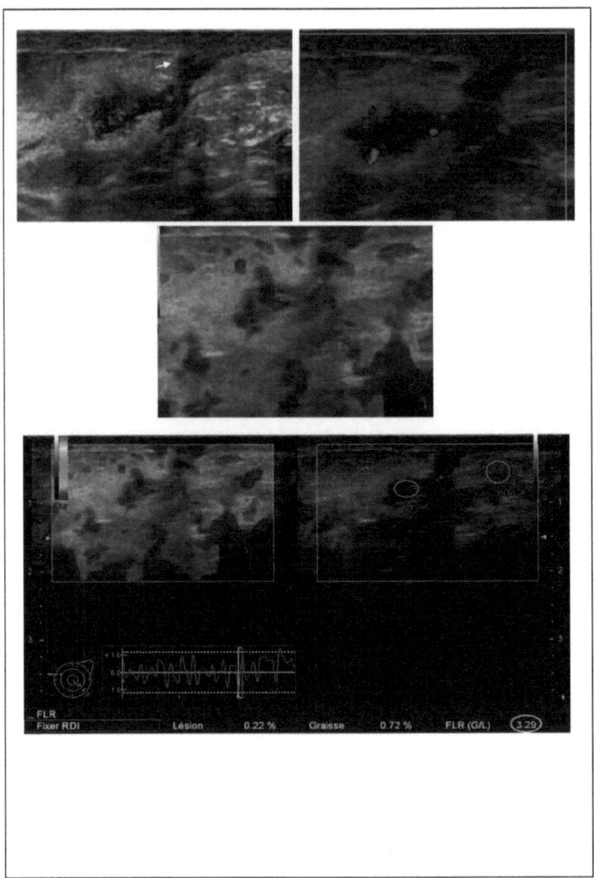

Fig. 40. Mastite granulomatosa idiopática: (a) Ultrassom em modo B. Massa hipoecogénica, de forma irregular, com contornos espiculados e fístulas na pele (seta), um halo periférico hiperecogénico (asterisco), classificada como BIRADS 5. (b) Doppler a cores. Massa com vascularização periférica. (c+d) Elastografia. Massa de dureza macia a intermédia, índice de elasticidade 2 e rácio de elasticidade estimado 3,29.

6.2. O que fazer

O tratamento é exclusivamente médico. Não há indicação para tratamento cirúrgico. Pelo contrário, a intervenção cirúrgica pode aumentar o risco de não cicatrização e de recorrência [66]. O tratamento consiste em anti-inflamatórios não esteróides até à cicatrização. Alguns autores obtiveram bons resultados com a terapia com corticosteróides [67]. Não há indicação para tratamento com antibióticos, a não ser que se comprove a existência de superinfeção. No caso de um abcesso recolhido, o pus microbiano pode ser evacuado com uma agulha grande ou uma pequena incisão com bisturi. O metotrexato continua a ter um interesse real nos casos em que a terapêutica com corticosteróides falhou [68].

7. LIPOGRANULOMA

O lipogranuloma é uma lesão subcutânea, que se manifesta clinicamente como um nódulo ou placa pouco limitada, de cor amarelada, aderente à pele e móvel em profundidade, podendo complicar-se com ulceração ou supuração. O lipogranuloma surge em mulheres obesas, frequentemente na sequência de um hematoma ou de um traumatismo, por vezes mesmo ligeiro. O frio pode ser um fator contribuinte. O exame histológico mostra necrose das células adiposas na hipoderme, associada a uma reação macrofágica do tipo corpo estranho, com uma clara tendência para a esclerose [69].

7.1. Imagiologia

Na ecografia, apresenta-se como uma massa hiperecóica, heterogénea e bem circunscrita (fig. 41). A massa é geralmente macia na elastografia.

7.2. O que fazer

Não é possível fazer recomendações em matéria de controlo.

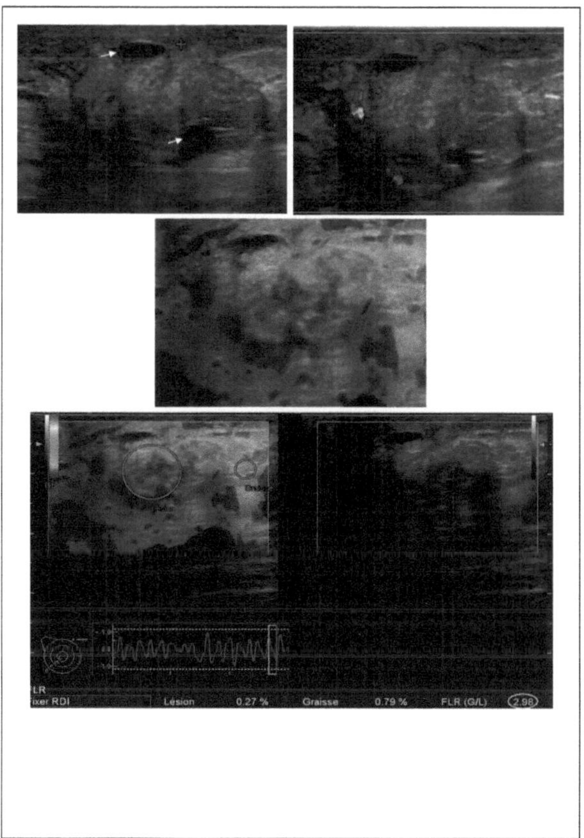

Fig. 41. Lipogranuloma. (a) Ultrassom no modo B. Massa oval, hiperecogénica, com contornos macrolobulados, contendo áreas quísticas (seta), associada a espessamento da pele (asterisco). (b) Doppler a cores. Massa vascularizada em modo Doppler. (c+d) Elastografia. Massa mole, índice de elasticidade 2 e rácio de elasticidade estimado 2,98.

8. CISTO EPIDERMAL

Os quistos epidérmicos são uma lesão cutânea benigna frequente, localizando-se preferencialmente no couro cabeludo e na fronte. A histogénese dos quistos epidérmicos é objeto de grande controvérsia. A antiga teoria sugeria que o trauma cutâneo levava à inclusão de células epidérmicas na derme. Estas células continuam a crescer, dando origem a quistos, daí o nome quisto de inclusão epidérmica. Na mama, foram registados casos de quistos epidérmicos após redução mamária e microbiópsia. Atualmente, esta teoria é refutada por alguns autores e pensa-se que os quistos epidérmicos e as lesões relacionadas são lesões pilossebáceas ou dos anexos sudoríparos [71]. Histologicamente, o quisto epidérmico é uma cavidade quística delimitada por um revestimento escamoso regular, preenchido por lâminas de queratina, sebo e células mortas [71].

8.1. Imagiologia

À A ecografia mostra uma massa superficial, arredondada ou oval, circunscrita. Contém frequentemente ecos abundantes que poderiam sugerir uma lesão sólida, se não fosse o contexto e a localização superficial (fig. 42).

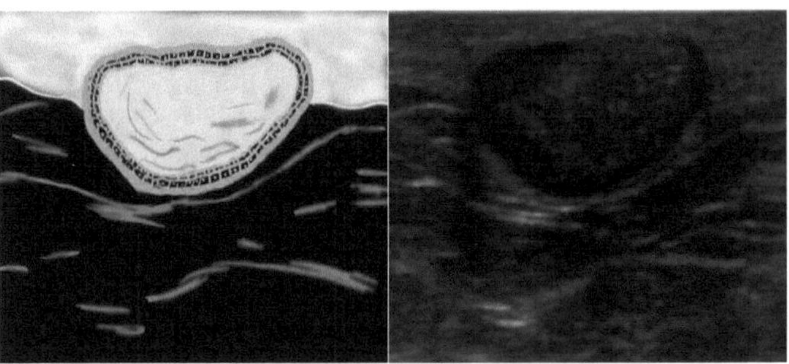

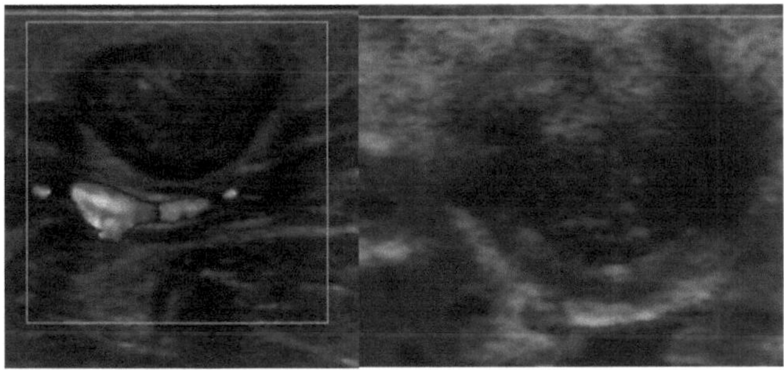

Fig. 42. Quisto epidérmico (a) Esquema. Quisto subcutâneo contendo placas de queratina, sebo e células mortas (asterisco), delimitado por células escamosas (seta preta) e rodeado por uma cápsula (seta vermelha). (b) Ultrassom no modo B. Massa hipoecogénica subcutânea, de forma oval, com contornos circunscritos, classificada como BIRADS 3. (c) Doppler a cores. Massa não vascularizada ao Doppler (d) Elastografia. Massa de dureza intermédia, índice de elasticidade 3.

8.2. O que fazer

A rutura de um quisto de inclusão epidérmica ou de um quisto sebáceo pode provocar uma inflamação intensa e a formação de abcessos. O tratamento é essencialmente cirúrgico, baseado na ressecção em monobloco da lesão. O estudo histológico é obrigatório devido à possibilidade de associação ou transformação maligna [71].

9. CANCRO DA MAMA INFLAMATÓRIO

Os cancros inflamatórios são uma forma rara, representando 1-5% dos cancros da mama. Clinicamente, caracterizam-se pelo aparecimento rápido de uma mama inflamada, vermelha, quente, edematosa e dolorosa, que deve ser distinguida dos cancros localmente avançados com sinais inflamatórios secundários [72]. Ocorrem mais frequentemente entre os 45 e os 54 anos de idade. O diagnóstico histológico baseia-se na demonstração de êmbolos de células tumorais nos vasos linfáticos dérmicos. Todos os tipos histológicos são possíveis, predominando os carcinomas infiltrativos não específicos. Os tumores são geralmente pouco diferenciados, de alto grau, com receptores hormonais negativos, forte sobreexpressão de HER2 e níveis mais elevados de receptores EGF [72]. Clinicamente, observam-se alterações inflamatórias da pele, que progridem rapidamente ao longo de algumas semanas: pele espessada, edematosa, infiltrada tipo casca de laranja, com edema predominante nas regiões inferiores e, na zona da placa aréolo-mamária, eritema localizado ao tumor ou extensivo a toda a mama, ou mesmo à mama contralateral, que pode assumir um aspeto arroxeado ou acastanhado, com aumento do calor local. A mama é frequentemente dolorosa, com possível retração da placa mamilo-areolar. A circulação venosa pode estar aumentada, com vasos dilatados. Em cerca de 60% dos casos, é palpável uma massa e em mais de 50% dos casos é palpável um gânglio linfático axilar ou supra-clavicular. Geralmente, estas manifestações ocorrem sem febre [72].

9.1. Imagiologia

Na mamografia, há alterações aspectuais associadas à inflamação, como espessamento da pele, infiltração do estroma, desorganização da arquitetura ou aumento difuso da densidade, e alterações tumorais mais características com síndromes de massa, microcalcificações de aspeto maligno ou adenopatias [73] (fig. 43). Na ecografia, existem alterações cutâneas e subcutâneas inespecíficas, como espessamento da pele, dilatação de linfáticos e veias, edema intersticial e gordura subcutânea hiperecogénica; existem também alterações parenquimatosas, como atenuação focal sem massa, reflectindo infiltração estromal [73] (fig. 44). Acima de tudo, é possível identificar massas, muitas vezes irregulares, heterogéneas e vascularizadas, mais fáceis de detetar do que na mamografia, particularmente no caso de mamas densas, permitindo a recolha de amostras para fins histológicos [73-78] (fig. 45). Na RM, observam-se alterações inflamatórias inespecíficas, com espessamento da pele que toma contraste após injeção, hipersinal T2 difuso associado a edema, aumento do volume mamário, hipervascularização e realce difuso pelo contraste. O contraste focal é frequentemente encontrado, em até 100% dos casos em alguns estudos, sob a forma de uma massa e de um realce sem massa [75, 76, 78-83] (fig. 46). A RM permite uma melhor avaliação da extensão do tumor e da resposta terapêutica, bem como o diagnóstico de eventuais lesões contralaterais.

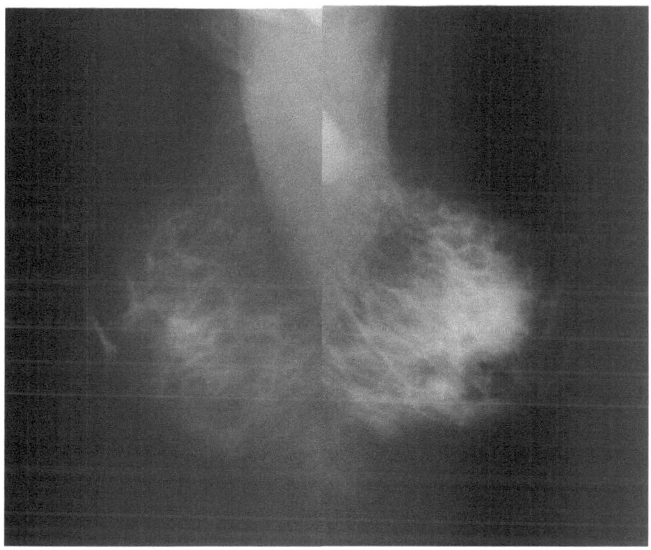

Fig. 43. Cancro inflamatório. (a+b) Mamografia oblíqua Massa da mama esquerda, mal limitada, associada a infiltrado estromal, espessamento da pele e adenopatia axilar (setas) [84].

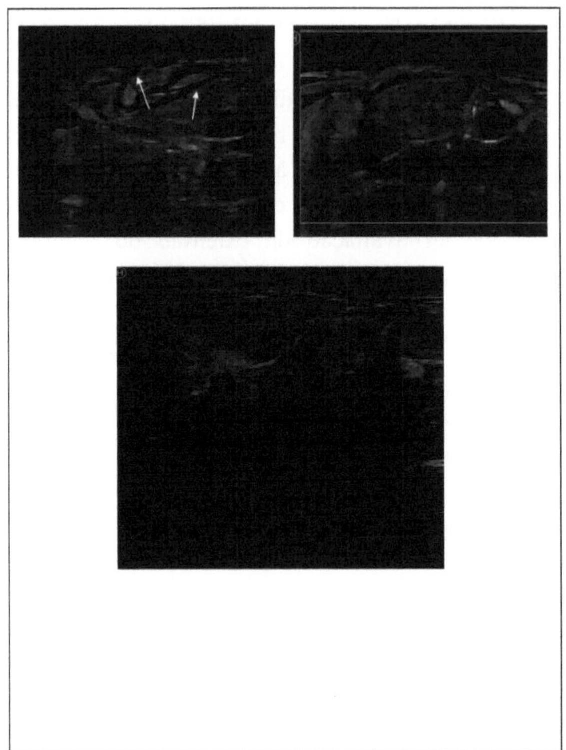

Fig. 44. Cancro inflamatório. (a) Ultrassonografia. Espessamento da pele com aspeto hiperecóico da gordura subcutânea e dilatação dos canais linfáticos (setas). (b) Doppler a cores. Hipervascularização da gordura subcutânea. (c) Ultrassom. Atenuação focal sem massa, reflectindo infiltração do estroma.

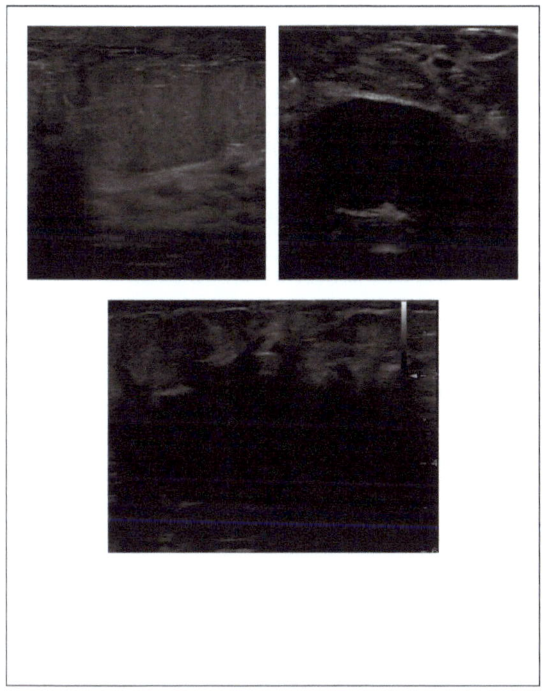

Fig. 45. Cancro inflamatório. (a) Espessamento da pele com gordura subcutânea hiperecogénica e dilatação discreta dos canais linfáticos. (b) Adenopatia axilar. (c) Massa maligna atenuante, de forma irregular, com contornos irregulares.

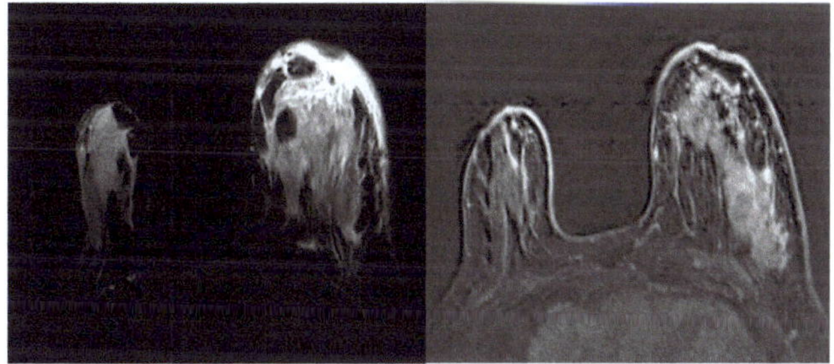

Fig 46. Cancro inflamatório. (a) Sequência ponderada em T2 Fat Sat. (b) Sequência de subtração injectada. Edema unilateral esquerdo com hipersinal em T2 Fat Sat nas sequências injectadas, mostrando massa suspeita de malignidade de forma e contornos irregulares, com realce heterogéneo (seta) associado a espessamento da pele e dilatação vascular sob a pele.

9.2. Progressão e curso de ação

O prognóstico é mau, com progressão metastática precoce em 30% dos casos.
dos casos. A sobrevivência aos cinco anos é de 30-50%, obtida com uma gestão
multidisciplinar rápida, com quimioterapia neoadjuvante seguida de tratamento
loco-regional, variando de acordo com a resposta terapêutica [72].

REFERÊNCIAS

1. Couturaud B, Fitoussi A. Anatomia / cirurgia do cancro da mama. Tratamento conservador, oncoplastia. Técnicas cirúrgicas em ginecologia. Elsevier Masson; 2011; 4-7.

2. Baur A, Bahrs SD, Speck S, Wietek BM, Kremer B, Vogel U, et al. Ressonância magnética da mama de carcinoma ductal puro in situ: sensibilidade do diagnóstico e influência das características da lesão. Eur J Radiol 2013;82:1731-7.

3. Hammersleya JA, Partridgeb SC, Blitzera GC, Deitcha S, Rahbarb H. Gestão de lesões mamárias de alto risco encontradas em mamografia ou ultrassom: o valor da ressonância magnética com contraste para excluir malignidade. Clinical Imaging 49; 2018; 174-180. https://doi.org/10.1016/j.clinimag.2018.03.011

4. Andolina VF, Lillv© SL, Willison KM, Mammographic Imaging. Um guia prático. 2 nd ed. Lippincott Williams and Wilkins; 2001.

5. Austin C. R e Short R. V. Hormonal Control of Reproduction. 2ª edição de Reproduction in Mammals, Vol.3. Cambridge: Cambridge University Press. 1984.

6. Faulconer LS, Parham CA, Connor DM, Kuzmiak C, et al. Efeito da compressão da mama na visibilidade das características da lesão com imagens melhoradas por difração. Acad Radiol 2010; 17 (4) : 433-40. Epub 2009 Dec 29.

7. Kinzelin S. Posicionamento, o √©tape cl√© do exame de mamografia. Imagerie du sein Elsevier Masson, 2012; 2: 19-27.

8. Mancuso S, Ottolenghi G. A projeção oblíqua no estudo radiológico da mama. Minerva Ginecol 1989; 41 (7): 325-8.

9. Konguth PJ, Rimer BK, Conaway MR., et al. Impacto da compressão controlada pelo paciente na experiência mamográfica. Radiology 1993; 186 (1): 99 102.

10. Muntz EP, Logan WW, Tamanho do ponto focal. E supressão de dispersão em mamografia de ampliação. AJR Am J Roentgenol 1979; 133 (3): 453-9.

11. Corsetti V, Houssami N, Ferrari A, Ghirardi M, Bellarosa S, Angelini O, et

al. Rastreio mamário com ultra-sons em mulheres com mamas densas negativas para mamografia: evidências sobre a deteção incremental de cancro e falsos positivos, e custos associados. Eur J Cancer. 2008 Mar;44(4):539-44.

12. Athanasiou A, Tardivon A, Ollivier L, Thibault F, El Khoury C, Neuenschwander S. Como otimizar a ecografia mamária. Eur J Radiol. 2009 Jan;69(1):6-13.

13. Weinstein SP, Conant EF, Sehgal C. Technical advances in breast ultrasound imaging. Semin Ultrasound CT MR. 2006 Aug;27(4):273-83.

14. Sehgal CM, Weinstein SP, Arger PH, Conant EF. Uma revisão da ultrassonografia mamária. J Mammary Gland Biol Neoplasia. 2006 Apr;11(2):113-23.

15. Amersham Health. Enciclopédia de Imagiologia Médica. http://eu.aershamhealth/com/medcyclopaedia/

16. Clevert DA, Jung EM, Jungius KP, Ertan K, Kubale R. Value of tissue harmonic imaging (THI) and contrast harmonic imaging (CHI) in detection and characterisation of breast tumours. Eur Radiol 2007 ; 17 : 1-10.

17. Rosen EL, Soo MS. Ecografia de lesões mamárias por imagem harmónica de tecidos: análise de margens, conspicuidade e qualidade de imagem melhoradas em comparação com a ecografia convencional. Clin Imaging. 2001 Nov-Dez;25(6):379-84.

18. Athanasiou A, Balleyguier C. Nouveaut√© techniques en √©chographie mammaire. Imagerie de la Femme. 2007;17(4):247-54.

19. Huber S, Wagner M, Medl M, Czembirek H. Imagens espaciais compostas em tempo real em ultrassom de mama. Ultrasound Med Biol 2002; 28: 155-63.

20. Cha JH, Moon WK, Cho N, Chung SY, Park SH, Park JM, et al. Differentiation of benign from malignant solid breast masses: conventional US versus compound imaging. Radiology 2005;237:841-6.

21. Balu-Maestro C. Bases da ecografia mamária. Imager ie du sein. Paris: Elsevier-Masson; 2012. p. 101-17.

22. Dickinson RJ, Hill CR. Medição do movimento de tecidos moles usando a correlação entre varreduras A. Ultrasound Med Biol 1982;8(3):263-71.

23. Krouskop TA, Dougherty DR, Vinson FS. Um sistema ultrassónico de Doppler pulsado para efetuar medições não invasivas das propriedades mecânicas dos tecidos moles. J Rehabil Res Dev 1987;24(2):1-8.

24. Ophir J, C√©pedes I, Ponnekanti H, Yazdi Y, Li X. Elastografia: um método quantitativo para obter imagens da elasticidade dos tecidos biológicos. Ultrason Imaging 1991;13(2):111-34.

25. Youk JH, Gweon HM, Son EJ. Elastografia por ondas de cisalhamento em ultrassonografia mamária: o estado da arte. Ultrassonografia. 2017 Oct;36(4):300-309. doi: 10.14366/usg.17024.

26. Tristant H, Benmussa M, Bokobsa J, Elbaz P. Variação da mama normal: aparência mamográfica e ecográfica. Encycl M√©d Chir 1994; 810-G-15.

27. Sardanelli F, Boetes C, Borisch B, Decker T, Federico M, Gilbert FJ, et al. Magnetic resonance imaging of the breast: recommendations from the EUSOMA working group. Eur J Cancer. 2010 May;46(8):1296-316.
28. El Khouli RH, Macura KJ, Kamel IR, Bluemke DA, Jacobs MA. Os efeitos da aplicação da compressão da mama em imagens de RM com contraste dinâmico aprimorado por material. Radiologia 2014;272:79-90.

29. Wilkinson J, Appleton CM, Margenthaler JA. Utilidade da ressonância magnética da mama para avaliação da doença residual após biópsia excisional. J Surg Res 2011;170:233-9.

30. Lee JM, Orel SG, Czerniecki BJ, Solin LJ, Schnall MD. MRI antes da cirurgia de reexcisão em pacientes com cancro da mama. AJR Am J Roentgenol 2004;182:473-80.

31. Orel SG, Reynolds C, Schnall MD, Solin LJ, Fraker DL, Sullivan DC. Carcinoma da mama: imagiologia por RM antes da biopsia re-excisional. Radiology 1997;205:429-36.

32. Kuhl C. A situação atual da imagiologia por RM da mama. Parte I. Escolha da técnica, interpretação da imagem, exatidão do diagnóstico e transferência para a prática clínica. Radiology. 2007 Aug;244(2):356-78.
33. Mann RM,Kuhl CK, Kinkel K, Boetes C. Breast MRI: guidelines from the European Society of Breast Imaging. Eur Radiol 2008;18:1307-18.
34. Szumowski J, Coshow W, Li F, Coombs B, Quinn SF. Método Double-echo three-point-Dixon para supressão de gordura em ressonância magnética. Magn Reson Med 1995;34(1):120-4.

35. Sharma U, Danishad KK, Seenu V, Jagannathan NR. Estudo longitudinal da avaliação por RMN e imagens ponderadas por difusão da resposta tumoral em doentes com cancro da mama localmente avançado submetidas a quimioterapia neoadjuvante. NMR Biomed 2009;22:104-13.

36. Iacconi C, Giannelli M, Marini C, Cilotti A, Moretti M, Viacava P, et al. O papel da difusividade média (MD) como índice preditivo da resposta à quimioterapia no cancro da mama localmente avançado: um estudo preliminar. Eur Radiol 2010;20:303-8.

37. Negendank W. Estudos de tumores humanos por MRS: uma revisão. NMR Biomed 1992;5(5):303-24.

38. Bartella L, Morris EA, Dershaw DD, Liberman L, Thakur SB, Moskowitz C, et al. A espetroscopia de protões MR com pico de colina como marcador de malignidade melhora o valor preditivo positivo para o diagnóstico do cancro da mama: estudo preliminar. Radiology 2006;239(3):686-92.

39. Baek HM, Chen JH, Nalcioglu O, Su MY. Espectroscopia de RM de protões para monitorizar a resposta precoce do tratamento do cancro da mama à quimioterapia neo-adjuvante. Ann Oncol 2008;19(5): 1022-4.

40. Amin AL, Purdy AC, Mattingly JD, Kong AL, Termuhlen PM. Doença benigna da mama. Surg Clin North Am. 2013 Abr;93(2):299-308.

41. Guray M, Sahin AA. Doenças benignas da mama: classificação, diagnóstico e tratamento. Oncologist. 2006;11:435-49

42. Miltenburg DM, Speights Jr VO. Doença benigna da mama. Obstet Gynecol Clin North Am. 2008;35:285-300, ix.

43. Athanasiou, A., Aubert, E., Vincent Salomon, A., & Tardivon, A. (2014). Massas mamárias císticas complexas no exame de ultrassom. Diagnóstico e Intervenção por Imagem, 95(2), 169-179.

44. Cho N, Moon WK, Chang JM, Kim SJ, Lyou CY, Choi HY: Artefacto de aliasing representado na elastografia por ultra-sons (US) para lesões quísticas da mama que imitam massas sólidas. Ata Radiol. 2011;52:3-7.

45. Sakalecha, A. K., H Parameshwar, K. B., Savagave, S. G., & Naik, B. R. The Role of Ultrasonography and Elastography in Differentiating Benign From Malignant Breast Masses With Pathologic Correlation. Jornal de Sonografia Médica Diagnóstica. 2022;38:226-234.

46. U C, Seror JY, Seror J. Management of a breast cystic syndrome: Guidelines. J Gynecol Obstet Biol Reprod. 2015 Dec;44(10):970-9.

47. Sabate J.M., Clotet M., Torrubia S.: Avaliação radiológica das alterações mamárias relacionadas com a gravidez e a lactação. Radiographics. 2007; 27 (Suppl. 1): pp. S101- S124.

48. Sabate J.M., Clotet M., Torrubia S.: Avaliação radiológica das alterações mamárias relacionadas com a gravidez e a lactação. Radiographics. 2007; 27 (Suppl. 1): pp. S101- S124.

49. Cholot M, Dang-Tran KD, Castelain CS. Tumor inflamatório da mama pósparto: adenoma necrótico da lactação. Imagerie de la femme 2007;17:40-5.

50. Baker TP, Lenert JT, Parker J. Lactating adenoma: a diagnosis of exclusion. Breast J 2001;5:354-7.

51. Sumkin JH, Perrone AM, Harris KM. Adenoma da lactação: características na US e revisão da literatura. Radiology 1998;206:271-4.

52. Beyrouti MI, Boujelben S, Beyrouti R, Ben Amar M, Abid M, Louati D, et al. Abc√©s piog√nicos da mama: aspectos clínicos e terapêuticos. Gynecol Obstet Fertil. 2007 Jul-Aug;35(7-8):645-50.

53. Bretz-Grenier MF, Gros D, Bourjat P. Inflamação da mama fora do período pós-parto. Cours de perfectionnement post-universitaire. Journ√©es Fran√ßaises de Radiologie. Paris, 1997.

54. Khaled A, Saadi A, Jaziri M, Ben Romdhane K, Boussen H, Khattech R et al. La tuberculose mammaire: aspects radiocliniques √† proposde 70cas .Rev Im Med. 1992;4:755-758.

55. Delaloye JF, Brugger CR, Treboux AI, Anaye A, Meuwly JY. Abc√®s da mama: privil√©gier la ponction aspiration √©choguid√©e. Rev Med Suisse. 2010 Oct 27;6(268):2010-2.

56. Boisserie-Lacroix M, Lafitte JJ, Sirben C, Latrabe V, Grelet P, Zeinoun R, Brun G. Lesões inflamatórias da mama. Contribuição da ecografia. J Chir 1993; 130 (10) : 408-415

57. Campassi C, Cilotti A, Moretti M, Bagnolesi P, De Liperi A, Bartolozzi C. Ultrassom de alta freqüência (10-13 MHz) em doenças inflamatórias da mama. The Breast. 1996; 5: 351-357.

58. Karstrup S, Nolsoe C, Braband K, Nielsen KR et al. Ultrasonically guided percutaneous drainage of breast abscesses. Ata Radiol. 1990; 31: 157-159.

59. Marchant DJ. Inflammation of the breast (Inflamação da mama). Obstet Gynecol Clin North Am. 2002;29:89-102.

60. Kamal RM, Hamed ST, Salem DS. Classification of inflammatory breast disorders and step by step diagnosis (Classificação das doenças inflamatórias da mama e diagnóstico passo a passo). Breast J. 2009;15(4):367-80

61. Ayeva-Derman M, Perrotin F, Lefrancq T, et al. Mastite granulomatosa idiopática. Revisão da literatura ilustrada por 4 observações. J Gynecol Obstet Biol Reprod. 1999;28(8):800-7.

62. Fletcher A, Magrath IM, Riddell RH, Talbot IC. Granulomatous mastitis: a report of seven cases. J Clin Pathol. 1982;35(9):941-5.

63. Kessler E, Wolloch Y. Granulomatous mastitis: a lesion clinically simulating carcinoma. Am J Clin Pathol. 1972;58(6):642-6.

64. Page DL, Anderson TJ. London: Churchill Livingston; 1987. Diagnostic histopathology of the breast; pp. 64-5.

65. Seo HR, Na KY, Yim HE, et al. Diagnóstico diferencial da mastite granulomatosa idiopática e da mastite tuberculosa. J Breast Cancer. 2012; 15: 111-118

66. N. Raj N e outros, Rheumatologists and breasts: immunosuppressive therapy for granulomatous mastitis, Rheumatology, Volume 43, Número 8, agosto de 2004, Páginas 1055-1056.

67. DeHertogh DA, Rossof AH, Harris AA, Economou SG. Prednisone management of granulomatous mastitis (Tratamento da mastite granulomatosa com prednisona). N Engl J Med. 1980 Oct 2;303(14):799-800.

68. Kim J, Tymms KE, Buckingham JM. Methotrexate in the management of granulomatous mastitis. ANZ J Surg. 2003 Apr;73(4):247-9.

69. Bogomoletz WV. Dois casos de lipogranuloma esclerosante. Arquivos de Anatomia Patológica. 1975, Vol 23, Num 3, pp 249-51.

70. Denison CM, Ward VL, Lester SC, et al. Quistos de inclusão epidérmica da mama: três lesões com calcificações. Radiology, 1997, vol. 204, no 2, p. 493-496.

71. Celik V, Unal E, Aydogan F, Sunamak O, Kusaslan R, Rasier R, et al. Epidermal inclusion cyst of the breast: clinical, radiologic, and pathologic correlation. BreastJ. 2004; 10:57.

72. Merajver SD, Sabel MS. Cancro da mama inflamatório. In: Harris JR, Lippman ME, Morrow M, Osborne CK, editores. Diseases of the breast (Doenças da mama). Philadelphia: Lippincott Williams and Wilkins; 2004, p. 971-82.

73. Féger C, Leconte I, Fellah L. Imaging inflammatory cancers. Imagerie de la femme 2006;16:181-90.

74. Günhan-Bilgen I, Üstün EE, Memis A. Carcinoma inflamatório da mama: achados mamográficos, ultrassonográficos, clínicos e patológicos em 142 casos. Radiology 2002;223:829-38.

75. Yang WT, Le-Petross HT, Macapinlac H. Cancro da mama inflamatório: Achados de PET/CT, MRI, mamografia e ecografia. Breast Cancer Res Treat 2008;109:417-26.

76. Lee KW, Chung SY, Kim HD. Cancro da mama inflamatório: achados imagiológicos. Clin Imaging 2005;29:22-5.

77. Stavros AT. Carcinoma inflamatório da mama. In: Stavros AT, editor. Ultrassonografia da mama. Philadelphia: LippincottWilliams andWilkins; 2004, p. 676-81.

78. Belli P, Costantini M, Romani M, Pastore G. Role of magnetic resonance imaging in inflammatory carcinoma of the breast. Rays 2002;27:299-305.

79. Rieber A, Tomczack RJ, Mergo PJ. MRI da mama no diagnóstico diferencial de mastite versus carcinoma inflamatório e acompanhamento. J Comput Assist Tomogr 1997;21:128-32.

80. Yasumura K, Ogawa K, Ishikawa H. Carcinoma inflamatório da mama: achados característicos da imagiologia por RM. Breast Cancer 1997;4:161-9.

81. Chow CK. Imagiologia no carcinoma inflamatório da mama. Breast Dis 2006;22:45-54.

82. Carbognin G, Calciolari C, Girardi V. Cancro da mama inflamatório: Achados de imagem por RM. Radiol Med 2010;115:70-82.

83. Le-Petross HT, Cristofanilli M, Carkaci S. Características da RMN do cancro da mama inflamatório. AJR Am J Roentgenol 2011;197:769-76.

84. Féger C, Gilles R, Leconte I, Fellah L. Imagem inflamatória da mama. EMC - Radiologia e imagiologia médica - genitourinário - gineco-obstétrico - mama 2013;8(4):1-17 [Artigo 34-810-D-10].

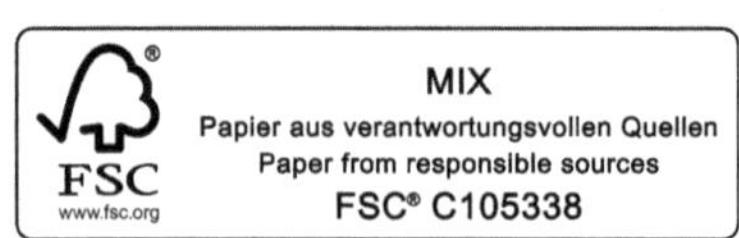

Printed by Books on Demand GmbH, Norderstedt / Germany